中国古医籍整理丛书

伤寒源流

清·陶憺庵 辑

宋红普 校注

中国中医药出版社
·北京·

图书在版编目（CIP）数据

伤寒源流/（清）陶憺庵辑；宋红普校注．—北京：中国中医药
出版社，2016.11
（中国古医籍整理丛书）
ISBN 978 – 7 – 5132 – 2227 – 3

Ⅰ．①伤…　Ⅱ．①陶…②宋…　Ⅲ．①《伤寒论》– 研究
Ⅳ．①R222.29

中国版本图书馆 CIP 数据核字（2014）第 293108 号

中国中医药出版社出版
北京市朝阳区北三环东路 28 号易亨大厦 16 层
邮政编码　100013
传真　010 64405750
三河市鑫金马印装有限公司印刷
各地新华书店经销
*
开本 710×1000　1/16　印张 22　字数 165 千字
2016 年 11 月第 1 版　2016 年 11 月第 1 次印刷
书　号　ISBN 978 – 7 – 5132 – 2227 – 3
*
定价　65.00 元
网址　www.cptcm.com

如有印装质量问题请与本社出版部调换
版权专有　侵权必究
社长热线　010 64405720
购书热线　010 64065415　010 64065413
微信服务号　zgzyycbs
书店网址　csln.net/qksd/
官方微博　http://e.weibo.com/cptcm
淘宝天猫网址　http://zgzyycbs.tmall.com

国家中医药管理局
中医药古籍保护与利用能力建设项目
组织工作委员会

主 任 委 员 王国强

副 主 任 委 员 王志勇　李大宁

执 行 主 任 委 员 曹洪欣　苏钢强　王国辰　欧阳兵

执行副主任委员 李　昱　武　东　李秀明　张成博

委　　　　员

各省市项目组分管领导和主要专家

（山东省）武继彪　欧阳兵　张成博　贾青顺

（江苏省）吴勉华　周仲瑛　段金廒　胡　烈

（上海市）张怀琼　季　光　严世芸　段逸山

（福建省）阮诗玮　陈立典　李灿东　纪立金

（浙江省）徐伟伟　范永升　柴可群　盛增秀

（陕西省）黄立勋　呼　燕　魏少阳　苏荣彪

（河南省）夏祖昌　刘文第　韩新峰　许敬生

（辽宁省）杨关林　康廷国　石　岩　李德新

（四川省）杨殿兴　梁繁荣　余曙光　张　毅

各项目组负责人

王振国（山东省）　王旭东（江苏省）　张如青（上海市）

李灿东（福建省）　陈勇毅（浙江省）　焦振廉（陕西省）

蔡永敏（河南省）　鞠宝兆（辽宁省）　和中浚（四川省）

前 言

　　中医药古籍是传承中华优秀文化的重要载体，也是中医学传承数千年的知识宝库，凝聚着中华民族特有的精神价值、思维方法、生命理论和医疗经验，不仅对于传承中医学术具有重要的历史价值，更是现代中医药科技创新和学术进步的源头和根基。保护和利用好中医药古籍，是弘扬中国优秀传统文化、传承中医学术的必由之路，事关中医药事业发展全局。

　　1949 年以来，在政府的大力支持和推动下，开展了系统的中医药古籍整理研究。1958 年，国务院科学规划委员会古籍整理出版规划小组在北京成立，负责指导全国的古籍整理出版工作。1982 年，国务院古籍整理出版规划小组召开全国古籍整理出版规划会议，制定了《古籍整理出版规划（1982—1990）》，卫生部先后下达了两批 200 余种中医古籍整理任务，掀起了中医古籍整理研究的新高潮，对中医文化与学术的弘扬、传承和发展，发挥了极其重要的作用，产生了不可估量的深远影响。

　　2007 年《国务院办公厅关于进一步加强古籍保护工作的意见》明确提出进一步加强古籍整理、出版和研究利用，以及

"保护为主、抢救第一、合理利用、加强管理"的方针。2009年《国务院关于扶持和促进中医药事业发展的若干意见》指出，要"开展中医药古籍普查登记，建立综合信息数据库和珍贵古籍名录，加强整理、出版、研究和利用"。《中医药创新发展规划纲要（2006—2020)》强调继承与创新并重，推动中医药传承与创新发展。

2003~2010年，国家财政多次立项支持中国中医科学院开展针对性中医药古籍抢救保护工作，在中国中医科学院图书馆设立全国唯一的行业古籍保护中心，影印抢救濒危珍本、孤本中医古籍1640余种；整理发布《中国中医古籍总目》；遴选351种孤本收入《中医古籍孤本大全》影印出版；开展了海外中医古籍目录调研和孤本回归工作，收集了11个国家和2个地区137个图书馆的240余种书目，基本摸清流失海外的中医古籍现状，确定国内失传的中医药古籍共有220种，复制出版海外所藏中医药古籍133种。2010年，国家财政部、国家中医药管理局设立"中医药古籍保护与利用能力建设项目"，资助整理400余种中医药古籍，并着眼于加强中医药古籍保护和研究机构建设，培养中医古籍整理研究的后备人才，全面提高中医药古籍保护与利用能力。

在此，国家中医药管理局成立了中医药古籍保护和利用专家组和项目办公室，专家组负责项目指导、咨询、质量把关，项目办公室负责实施过程的统筹协调。专家组成员对古籍整理研究具有丰富的经验，有的专家从事古籍整理研究长达70余年，深知中医药古籍整理研究的重要性、艰巨性与复杂性，履行职责认真务实。专家组从书目确定、版本选择、点校、注释等各方面，为项目实施提供了强有力的专业指导。老一辈专家的学术水平和智慧，是项目成功的重要保证。项目承担单位山东中医药大学、南京中医药大学、上海中医药大学、福建中医药大学、浙江省中医药研究院、陕西省中医药研究院、河南省中医药研究院、辽宁中医药大学、成都中医药大学及所在省市中医药管理部门精心组织，充分发挥区域间互补协作的优势，并得到承担项目出版工作的中国中医药出版社大力配合，全面推进中医药古籍保护与利用网络体系的构建和人才队伍建设，使一批有志于中医学术传承与古籍整理工作的人才凝聚在一起，研究队伍日益壮大，研究水平不断提高。

本着"抢救、保护、发掘、利用"的理念，该项目重点选择近 60 年未曾出版的重要古医籍，综合考虑所选古籍的保护价值、学术价值和实用价值。400 余种中医药古籍涵盖了医经、基础理论、诊法、伤寒金匮、温病、本草、方书、内科、外科、女科、儿科、伤科、眼科、咽喉口齿、针灸推拿、养生、医案医话医论、医史、临证综合等门类，跨越唐、宋、金元、明以迄清末。全部古籍均按照项目办公室组织完成的行业标准《中医古籍整理规范》及《中医药古籍整理细则》进行整理校注，绝大多数中医药古籍是第一次校注出版，一批孤本、稿本、抄本更是首次整理面世。对一些重要学术问题的研究成果，则集中收录于各书的"校注说明"或"校注后记"中。

"既出书又出人"是本项目追求的目标。近年来，中医药古籍整理工作形势严峻，老一辈逐渐退出，新一代普遍存在整理研究古籍的经验不足、专业思想不坚定等问题，使中医古籍整理面临人才流失严重、青黄不接的局面。通过本项目实施，搭建平台，完善机制，培养队伍，提升能力，经过近 5 年的建设，锻炼了一批优秀人才，老中青三代齐聚一堂，有效地稳定了研究队伍，为中医药古籍整理工作的开展和中医文化与学术的传承提供必备的知识和人才储备。

本项目的实施与《中国古医籍整理丛书》的出版，对于加强中医药古籍文献研究队伍建设、建立古籍研究平台，提高古籍整理水平均具有积极的推动作用，对弘扬我国优秀传统文化，推进中医药继承创新，进一步发挥中医药服务民众的养生保健与防病治病作用将产生深远影响。

第九届、第十届全国人大常委会副委员长许嘉璐先生，国家卫生计生委副主任、国家中医药管理局局长、中华中医药学会会长王国强先生，我国著名医史文献专家、中国中医科学院马继兴先生在百忙之中为丛书作序，我们深表敬意和感谢。

由于参与校注整理工作的人员较多，水平不一，诸多方面尚未臻完善，希望专家、读者不吝赐教。

国家中医药管理局中医药古籍保护与利用能力建设项目办公室

二〇一四年十二月

许 序

"中医"之名立，迄今不逾百年，所以冠以"中"字者，以别于"洋"与"西"也。慎思之，明辨之，斯名之出，无奈耳，或亦时人不甘泯没而特标其犹在之举也。

前此，祖传医术（今世方称为"学"）绵延数千载，救民无数；华夏屡遭时疫，皆仰之以度困厄。中华民族之未如印第安遭染殖民者所携疾病而族灭者，中医之功也。

医兴则国兴，国强则医强。百年运衰，岂但国土肢解，五千年文明亦不得全，非遭泯灭，即蒙冤扭曲。西方医学以其捷便速效，始则为传教之利器，继则以"科学"之冕畅行于中华。中医虽为内外所夹击，斥之为蒙昧，为伪医，然四亿同胞衣食不保，得获西医之益者甚寡，中医犹为人民之所赖。虽然，中国医学日益陵替，乃不可免，势使之然也。呜呼！覆巢之下安有完卵？

嗣后，国家新生，中医旋即得以重振，与西医并举，探寻结合之路。今也，中华诸多文化，自民俗、礼仪、工艺、戏曲、历史、文学，以至伦理、信仰，皆渐复起，中国医学之兴乃属必然。

迄今中医犹为国家医疗系统之辅，城市尤甚。何哉？盖一则西医赖声、光、电技术而于20世纪发展极速，中医则难见其进。二则国人惊羡西医之"立竿见影"，遂以为其事事胜于中医。然西医已自觉将入绝境：其若干医法正负效应相若，甚或负远逾于正；研究医理者，渐知人乃一整体，心、身非如中世纪所认定为二对立物，且人体亦非宇宙之中心，仅为其一小单位，与宇宙万象万物息息相关。认识至此，其已向中国医学之理念"靠拢"矣，虽彼未必知中国医学何如也。唯其不知中国医理何如，纯由其实践而有所悟，益以证中国之认识人体不为伪，亦不为玄虚。然国人知此趋向者，几人？

国医欲再现宋明清高峰，成国中主流医学，则一须继承，一须创新。继承则必深研原典，激清汰浊，复吸纳西医及我藏、蒙、维、回、苗、彝诸民族医术之精华；创新之道，在于今之科技，既用其器，亦参照其道，反思己之医理，审问之，笃行之，深化之，普及之，于普及中认知人体及环境古今之异，以建成当代国医理论。欲达于斯境，或需百年欤？予恐西医既已醒悟，若加力吸收中医精粹，促中医西医深度结合，形成21世纪之新医学，届时"制高点"将在何方？国人于此转折之机，能不忧虑而奋力乎？

予所谓深研之原典，非指一二习见之书、千古权威之作；就医界整体言之，所传所承自应为医籍之全部。盖后世名医所著，乃其秉诸前人所述，总结终生行医用药经验所得，自当已成今世、后世之要籍。

盛世修典，信然。盖典籍得修，方可言传言承。虽前此50余载已启医籍整理、出版之役，惜旋即中辍。阅20载再兴整理、出版之潮，世所罕见之要籍千余部陆续问世，洋洋大观。

今复有"中医药古籍保护与利用能力建设"之工程，集九省市专家，历经五载，董理出版自唐迄清医籍，都400余种，凡中医之基础医理、伤寒、温病及各科诊治、医案医话、推拿本草，俱涵盖之。

噫！璐既知此，能不胜其悦乎？汇集刻印医籍，自古有之，然孰与今世之盛且精也！自今而后，中国医家及患者，得览斯典，当于前人益敬而畏之矣。中华民族之屡经灾难而益蕃，乃至未来之永续，端赖之也，自今以往岂可不后出转精乎？典籍既蜂出矣，余则有望于来者。

谨序。

第九届、十届全国人大常委会副委员长

许嘉璐

二〇一四年冬

王 序

中医学是中华民族在长期生产生活实践中，在与疾病作斗争中逐步形成并不断丰富发展的医学科学，是中国古代科学的瑰宝，为中华民族的繁衍昌盛作出了巨大贡献，对世界文明进步产生了积极影响。时至今日，中医学作为我国医学的特色和重要医药卫生资源，与西医学相互补充、相互促进、协调发展，共同担负着维护和促进人民健康的任务，已成为我国医药卫生事业的重要特征和显著优势。

中医药古籍在存世的中华古籍中占有相当重要的比重，不仅是中医学术传承数千年最为重要的知识载体，也是中医为中华民族繁衍昌盛发挥重要作用的历史见证。中医药典籍不仅承载着中医的学术经验，而且蕴含着中华民族优秀的思想文化，凝聚着中华民族的聪明智慧，是祖先留给我们的宝贵物质财富和精神财富。加强对中医药古籍的保护与利用，既是中医学发展的需要，也是传承中华文化的迫切要求，更是历史赋予我们的责任。

2010 年，国家中医药管理局启动了中医药古籍保护与利用能力建设项目。这既是传承中医药的重要工程，也是弘扬优秀民族文化的重要举措，不仅能够全面推进中医药的有效继承和创新发展，为维护人民健康做出贡献，也能够彰显中华民族的璀璨文化，为实现中华民族伟大复兴的中国梦作出贡献。

相信这项工作一定能造福当今，嘉惠后世，福泽绵长。

国家卫生和计划生育委员会副主任
国家中医药管理局局长
中华中医药学会会长

王国强

二〇一四年十二月

马 序

　　新中国成立以来，党和国家高度重视中医药事业发展，重视古籍的保护、整理和研究工作。自 1958 年始，国务院先后成立了三届古籍整理出版规划小组，分别由齐燕铭、李一氓、匡亚明担任组长，主持制订了《整理和出版古籍十年规划（1962—1972）》《古籍整理出版规划（1982—1990）》《中国古籍整理出版十年规划和"八五"计划（1991—2000）》等，而第三次规划中医药古籍整理即纳入其中。1982 年 9 月，卫生部下发《1982—1990 年中医古籍整理出版规划》，1983 年 1 月，中医古籍整理出版办公室正式成立，保证了中医古籍整理出版规划的实施。2002 年 2 月，《国家古籍整理出版"十五"（2001—2005）重点规划》经新闻出版署和全国古籍整理出版规划领导小组批准，颁布实施。其后，又陆续制定了国家古籍整理出版"十一五"和"十二五"重点规划。国家财政多次立项支持中国中医科学院开展针对性中医药古籍抢救保护工作，文化部在中国中医科学院图书馆专门设立全国唯一的行业古籍保护中心，国家先后投入中医药古籍保护专项经费超过 3000 万元，影印抢救濒危珍、善、孤本中医古籍 1640 余种，开展了海外中医古籍目录调研和孤本回归工作。2010 年，国家财政部、国家中医药管理局安排国家公共卫生专项资金，设立了"中医药古籍保护与利用能力建设项目"，这是继 1982～1986 年第一批、第二批重要中医药古籍整理之后的又一次大规模古籍整理工程，重点整理新中国成立后未曾出版的重要古籍，目标是形成并普及规范的通行本、传世本。

为保证项目的顺利实施，项目组特别成立了专家组，承担咨询和技术指导，以及古籍出版之前的审定工作。专家组中的许多成员虽逾古稀之年，但老骥伏枥，孜孜不倦，不仅对项目进行宏观指导和质量把关，更重要的是通过古籍整理，以老带新，言传身教，培养一批中医药古籍整理研究的后备人才，促进了中医药古籍保护和研究机构建设，全面提升了我国中医药古籍保护与利用能力。

作为项目组顾问之一，我深感中医药古籍保护、抢救与整理工作的重要性和紧迫性，也深知传承中医药古籍整理经验任重而道远。令人欣慰的是，在项目实施过程中，我看到了老中青三代的紧密衔接，看到了大家的坚持和努力，看到了年轻一代的成长。相信中医药古籍整理工作的将来会越来越好，中医药学的发展会越来越好。

欣喜之余，以是为序。

中国中医科学院研究员

马继兴

二〇一四年十二月

校注说明

  《伤寒源流》系清代医家陶憺庵所辑。陶憺庵，字之典，号石溪逸叟，湘西沩山（今湖南省长沙市宁乡县）人，生活于清康熙年间。

  根据《宁乡县志》对陶憺庵的记载，可知之典居二都，明翰林院检讨汝鼐子。崇祯（1628—1624）时，以廪膳生征人武昌濂溪书院，与熊钟陵（伯龙）、罗紫萝（人琮）、王昊庐、李共人讲求经史，书法清劲……。工诗古文字，尤精尺牍，著有《伤寒源流》行世，活人甚众。并著有《岳麓书院志》八卷，《沩山志》八卷，《陶瓶子史杂录》五卷，《冠松岩文集》等书。卒年89岁。

  本书为注释《伤寒论》的汇集性著作。其原文宗成无己，编次依王肯堂之《伤寒准绳》，并删去平脉、辨脉、可与不可诸篇，辑为一编，分为源、流两集，源集叙次六经标本、传变、并合、在经、越经与汗吐下后诸证之原，以六经为纲，下分细目，各经之经络循行、主证、主脉，条目清晰；流集条分各证、经络归属、表里浅深、施治主方之要。另外，本书还专置"伤寒源流药方"一篇于后，除《伤寒论》原113方外，另集后世名方127首，注于诸证主治条下，并作方解，使因病检书者不至无方可用。该书编次条理井然，诠注理明义通，引经据典，采择诸家精辟之见，内容丰富，检索方便，不失为临证及学习研究《伤寒论》之重要参考书，具有较高的学术价值。

　　《伤寒源流》原书刊于清康熙三十六年（1697），系作者自刊本。据《中医图书联合目录》（1961）和《中国中医古籍总目》（2007）记载，仅中国中医科学院图书馆有收藏，系国内现知珍贵孤本。1985 年中医古籍出版社曾按原版影印线装发行，1999 年湖南科学技术出版社出版的《湖湘名医典籍精华·伤寒金匮卷》中收录了由韩育明点校的简体横排版本。

　　本次校注以中国中医科学院所藏之清康熙三十六年刻本为底本进行了系统整理。在校注过程中以《伤寒论》《金匮要略》《注解伤寒论》《伤寒类证活人书》《伤寒蕴要》《伤寒证治准绳》等书为参校本。

　　1. 原书书名前有"陶憺庵先生辑"，后有"同里后学校刻"等字，今皆删去。

　　2. 将原书繁体竖排格式统一改为简体横排格式，并加上现代标点符号。

　　3. 原书中的解释说明文字前有间隔符"○"，本次校注统一删除，并回行另起段。

　　4. 原书脱文，以虚阙号"□"按所脱字数一一补入；无法计算字数者，用不定虚阙号"☑"补入。

　　5. 为了适应格式调整的需要，表示版面位置的"右上"统一改为"上前"，"右"字统一改为"上"字。

　　6. 原书不著目录，本次整理根据原文内容，提取主要标题，编排了新的目录，置于正文之前。

　　7. 原书分为六卷，其中一至二卷为源集，三至六卷为流集，本次整理为使内容更加紧凑，直接分为"源集""流集"

两部分。

8. 底本与校本不一致，而显系错讹、脱漏、衍文、倒文者，在原文中改正或增删，并出注说明。

9. 底本中字形属一般笔画之误的，均直接改为正确的用字。如"日"与"曰"，"己"与"巳"，"人"与"入"，"赢"与"嬴"等字。

10. 底本中的异体字、古体字、俗写字，统一以现代规范字律齐。如"鞕"改为"硬"，"蚘"改为"蛔"。

11. 底本与校本互异，但二者文义皆通，如校本之文有参考价值者，出校存异。

12. 底本中的通假字，均出注，必要时引用书证加以说明。

13. 底本中引录他书文献，如有损文义、属著者原误者，原文不改，出校说明。

14. 底本中涉及的具体史实，如人物、地点、年代等记述有明显错误，原文不改，出校说明。

15. 凡属难字、僻字、异读字，均注明字音。

序

张长沙，圣于医，其疗伤寒，有方有法，垂慈万世。盖深体之而后知其圣，确验之而后知其恩也。夫百病皆能杀人，而莫速于伤寒；百病皆须善治，而莫先于伤寒之治。故仲景一书，司命者①不可不洞明其原委也。自世不贵医业，医者亦不自贵，大约皆取是以之代耕耳。彼粗工庸妄毋论矣，即理义明通裒然②学者，亦姑循途辙，未尝志在希圣③而尽心于金匮④之文也。夫仲景书传自汉世，诚错杂隐奥，历经往哲考辨诠注，亦既条理井然，乃今之习者犹苦其难，但守节庵六书⑤，以为道尽在是。及至临证，有与三十六方不合，便束手倚墙，其去庸妄几何也哉！囊予避乱山居，值先安人⑥多病，穷乡中无良工可托，因发愤综涉岐黄言暨⑦往哲诸论著，颇有所解，遂可不以刀圭⑧仰人。久之，专治仲景书，尤得其门户。间尝遇患此者，代俎

① 司命者：指医者。
② 裒（póu）然：出众的样子。
③ 希圣：效法圣人，仰慕圣人。
④ 金匮：原指金属的柜子，此处指重要的书籍。"匮"通"柜"，《汉书·高帝纪》："与功臣剖符作誓，丹书铁契，金匮石室，藏之宗庙。"
⑤ 节庵六书：明代医家陶华（号节庵）所著之《伤寒六书》。
⑥ 安人：封建时代命妇的一种封号。宋代自朝奉郎以上，其妻封为安人。明清时，六品官之妻封安人。
⑦ 暨（jì既）：和，与。
⑧ 刀圭：量取药物器具，此处借指医药。

议药，不谬于金匮之法，辄①应若桴鼓②。予是以敬叹长沙之圣生人之恩之厚，而窃痛病伤寒者之非死于病而死于医者之往往③也。恻然不能忍，乃于山斋乘暇重披原论，参考诸家疏义，得其本末，盖可以指掌画地，告之人人而易了者也。因辑为一编，号曰"源流"。其源集则叙次六经标本、传变、并合、在经越经与夫汗吐下后诸见症之原；其流集则条分各症经络归属、表里浅深、施治主方之要。其诠注发明一本陈无己④原义，间参以一得之愚。而其胪列⑤体例，则一依王肯堂之《准绳》焉。固未免前后繁复，盖不敢不详慎之也，亦肯堂所谓为因病检书而求治法者设，兼存之以自备遗忘也。姻友中杨子献廷、汤子子宜，予甥易子尤士，及门⑥许子虞中，胞与⑦肫切⑧，谓此书不当私之箧笥⑨，遂捐工资⑩，倡同志集腋⑪，购梨枣⑫而授之梓⑬。德意实嘉，予不能止，姑听其置诸里中，俾⑭业医明理义

---

① 辄：总是，就。
② 桴鼓（fúgǔ 浮谷）：鼓槌与鼓。比喻相应迅速。
③ 往往：每每，时常。
④ 陈无己：疑为"成无己"。成无己，金代医学家，著有《注解伤寒论》《伤寒明理论》。
⑤ 胪（lú 卢）列：罗列，列举。
⑥ 及门：正式登门拜师受业的学生。
⑦ 胞与："民胞物与"之省，犹言泛爱一切人与物。
⑧ 肫切（zhūnqiè 谆切）：真诚恳切。
⑨ 箧笥（qièsì 切似）：藏物的竹器。
⑩ 工资：此指刻印之资。
⑪ 集腋：比喻聚集零散的财物。
⑫ 梨枣：旧时刻版印书多用梨木或枣木，故以"梨枣"为书版的代称。
⑬ 授之梓：交付印刷。梓，木头雕刻成印刷用的木板。
⑭ 俾（bǐ 比）：使。

者，不至面墙束手，且家谕户悉，则自知屏远妄庸，免于夭枉人命，或亦广慈救害之一筏也欤！

时康熙三十六年丁丑岁春分日湘西石溪逸叟陶之典自识

目 录

伤寒源流药方

源　集

六经证治

太阳经

太阳者，足膀胱壬寒水也，其标热，其本寒。其经起目内眦，上头，连于风府，分为四道①，下项，并正别脉上下六道②，行身之后。专主表，是一身之纲维③，为诸阳之主气，四通八达，贯五脏六腑之俞。邪从此入受病为先，故多传变。

太 阳 病

论曰：伤寒一日，巨阳受之。其症头项痛，腰脊强，发热恶寒，身疼，骨节痛。以其脉上连风府，故有头项腰脊强之症；以其本寒标热，故风寒邪中必发热而恶寒。

太 阳 脉

论曰：尺寸俱浮者，太阳受病也。浮而缓者为中风，

---

① 四道：四条分支。太阳膀胱经起于目内眦，上额，交巅之后，分为四条分支。

② 并正别脉上下六道：太阳经四条分支加上两条经别，共六条分支，故称六道。

③ 纲维：维系，护持。太阳主表而统营卫，为一身之藩篱，有防御外邪入侵的作用。

浮而紧者为伤寒。所以然者，风性解缓，寒性劲急也。伤寒一日，太阳受之，脉若静者，为不传；颇欲吐，若烦躁，脉数急者，为传也。盖阳明胃受邪则喜吐，寒邪传里，寒郁为热则烦躁、脉数。故太阳病之传不传，见于脉之静不静也。

太阳中风

论曰：太阳中风，阳浮而阴弱，阳浮者，热自发，阴弱者，汗自出，啬啬①恶寒，淅淅②恶风，翕翕③发热，鼻鸣干呕者，桂枝汤主之。

此即经所云"荣④弱卫强"者是也。阳脉浮者，卫中风也；阴脉弱者，荣气虚也。风并于卫则卫中邪实而发热，荣虚则汗自出也。卫虚则恶风，荣虚则恶寒，既荣弱卫强而恶寒复恶风者，以自汗出，肤腠疏而亦恶风也。鼻鸣干呕者，此风拥⑤气逆之显形，则又可据以辨中风之初症者也。桂枝汤和荣卫而散风邪，盖卫在脉外，中风则病在脉之外，故但用桂枝解肌，毋侵动荣血，是为冬时中风谛当⑥之剂。

---

① 啬（sè色）啬：肌体畏寒收缩貌。啬，畏缩怕冷之状。
② 淅（xī析）淅：畏风貌。淅，冷水撒身，不禁其寒之状。
③ 翕（xī夕）翕：发热轻浅貌。翕，和顺之意。
④ 荣：同"营"，荣气即营气。
⑤ 拥：通"壅"，阻塞。《史记·朝鲜列传》："又拥阏不通。"
⑥ 谛（dì帝）当：恰当。

太阳伤寒

太阳病，头痛发热，身疼，腰痛，骨节疼，恶风，无汗而喘，麻黄汤主之。

此寒伤荣也。寒并于荣，则荣中邪实而卫虚，故无汗而恶风也。荣强卫弱，血之所并为气虚，故气逆而喘。喘者，气不利也。麻黄辛热轻扬，专主发闭实之表邪。佐杏仁者，功在利气耳。其兼用桂枝者，邪居脉中，荣病内作，则并与卫气犯之，故兼桂枝以涤除内外之邪。此为寒令时发表之确剂也。

中风见寒

太阳中风，脉浮紧，发热恶寒，身疼痛，不汗出而烦躁者，大青龙汤主之。若脉弱，汗出恶风者，不可服。服之则筋惕肉瞤①，此为逆也。

此中风见寒脉也。浮为风，紧为寒，风则伤卫，寒则伤荣，风寒两伤则荣卫俱病，故见症如前。而以不汗出而烦躁为此证之辨，若无烦躁则麻黄汤证也。与青龙汤者，治荣卫两伤之邪，故合风寒并解之药。然此汤最为发汗之重剂，用之稍过则有亡阳之失。故经文即缀以脉弱汗出者不可服之戒，诚欲使后人审症而用之也。

伤寒见风

太阳伤寒，脉浮缓，身不疼，但重，乍有轻时，无少

---

① 筋惕肉瞤（shùn 顺）：筋肉抽动。

阴证者，大青龙汤发之。

　　此伤寒见风脉也。伤寒者身疼，此以风胜，故身不疼。中风者身重，此以兼风，故乍有轻时。而以无少阴证为辨，若发厥吐利，即属少阴四逆汤证矣。此亦荣卫两伤，故俱治以大青龙汤。先贤于此两症，每云不如用桂枝麻黄各半汤，尤不如九味羌活汤加石膏、知母、枳壳，是在明慎者善察症而审用之耳。

项背强汗出恶风

　　太阳病，项背强几几①，反汗出恶风者，桂枝加葛根汤主之。

　　此中风表虚无他症而独项背强者，为风邪在经之初症也。以有汗，故去麻黄，而曰桂枝加葛根，所以别于葛根汤之有麻黄也。几几，旧注音殊，作短羽鸟飞则引颈貌。或又云：按诗"赤舄②几几"，注几几，絇③貌。谓拘着舄屦④，取自拘持，使低目不妄顾，以喻拘强之义。要之以形容项背强，皆可以意譬⑤耳。

---

　　① 项背强几（shū 殊）几：形容项背拘急，俯仰不能自如之状，系项强之突出者。几几，短羽之鸟，伸颈欲飞不能。
　　② 赤舄（xì 戏）：古代帝王服以祀天之履。舄，意为"鞋"。
　　③ 絇（qú 渠）：古时鞋上的装饰物。此处指如有物附着，活动不灵活之义。
　　④ 屦（jù 句）：指用麻、葛制成的单底鞋，后泛指鞋。《说文》："屦，履也。"
　　⑤ 譬（pì 辟）：晓谕。

项背强无汗恶风

太阳病，项背强几几，无汗恶风，葛根汤主之。

此中风表实也。轻可以去实，故用麻黄、葛根二物之轻，加于桂枝汤中，以发表中实邪。对证投剂，以无汗为辨耳。

以上太阳病始得之。惟此六证在表，为病在经。过此则病或传经，或始终在本经，或随经入腑，或入腑，或汗吐下逆证，为变多歧，各随其脉证而变通其治法矣。

太阳虚寒证_附

论曰：病发热头痛，脉反沉，若不瘥，身体疼痛，当救其里，四逆汤。

此邪中太阳虚寒证也。为病在本，宜温之。节庵陶氏曰：脉沉发热，以其有头痛，故为太阳病。阳脉当浮而反沉者，此里虚，正气衰微之所致。故用四逆救里，使正气内强，逼邪外出，而干姜、生附，亦能出汗而解，所谓补中有发也。

太阳病发汗后表未罢诸证

伤寒发汗解，半日许复烦，脉浮数者，可更发汗，宜桂枝汤。

烦者，热也。发汗身凉为已解，至半日许复热，脉浮数者，邪不尽也，可更与桂枝汤汗之。

发汗后，汗出而喘，无大热者，可与麻黄杏仁甘草石膏汤。

汗出而喘，为邪气壅甚。无大热者，邪盛于表也。故与麻黄杏仁甘草石膏汤，以散其邪。

发汗，病不解，反恶寒者，虚故也，芍药甘草附子汤主之。

发汗病不解，反恶寒者，荣卫俱虚也。汗后则荣虚，恶寒则卫虚，与芍药甘草附子汤，以补荣卫而和表。

发汗后，汗出不渴者，茯苓甘草汤主之。

汗出不渴者，邪气不传里，但在表而表虚也。与茯苓甘草汤，和表助卫，汤中有桂枝故也。

发汗后，身体痛，脉沉迟者，桂枝加芍药生姜人参新加汤。

汗后身体痛，邪气未尽也。脉沉迟，荣血不足也。脉沉者，荣气微也。与桂枝汤，以解未尽之邪；加芍药、生姜、人参，以益不足之血。

太阳病发汗后及汗出渐传入里证

论曰：发汗已，脉浮数，烦渴者，五苓散主之。

汗后脉浮数者，表邪未尽也。烦渴者，亡津液而内躁。此邪气渐入里也，故与五苓以和表润躁。其症同前，小便不利者，是表邪随经入本而为溺涩之证，亦主五苓散利之。

论曰：伤寒五六日，头汗出，微恶寒，手足冷，心下满，口不欲食，大便硬，脉细者，此为阳微结①，必有表复有里也。脉沉，亦在里也，汗出为阳微。假令纯阴结，不得复有外证，悉入在里，此为半在里②半在外也。脉虽沉紧，不得为少阴病。所以然者，阴不得有汗，今头汗出，故知非少阴也，可与小柴胡汤。设不了了③者，得屎而解。

此亦太阳本经病渐入里者也。伤寒五六日，当入里之时也。大便硬，似为纯阳结矣；脉细为在里，似阴结矣。而断其此为阳微结者，以脉细而有汗出等症，有表复有里，只可为阳微结也。故下文重以假令纯阴结数语，明其半在里半在外也。又以头汗出，申明此证之非少阴也，用小柴胡解半表半里之邪。尚不了了，则取微利而解。不言方者，不过大柴胡或小柴胡加芒硝微利之，以太阳经虽有下证，不可大下也。

太阳在经病失汗因致衄三证

论曰：伤寒脉浮紧，不发汗，因致衄，麻黄汤主之。

伤寒，不大便六七日，头痛有热者，与承气汤。其小便清者，知不在里，乃在表也，当发汗。若头痛者，必衄，宜桂枝汤。

太阳病，脉浮紧，无汗，发热，身疼痛，八九日不

---

① 阳微结：指热结不甚的便秘，多见于外感病初期，且必具表证者。
② 里：原作"表"，据赵刻本《伤寒论》及下文文义改。
③ 了了：心里明白，清清楚楚。此处指身体舒适之意。

解，表证仍在，此当发其汗。服药已微汗①，其人发烦目眩，剧者必衄，衄乃解。所以然者，阳气重故也②。

以上三证，皆太阳病在本经不传者也。上二证是当汗不汗，下一证是汗之不彻，故俱致衄也。盖可汗不汗，则邪无从出，壅甚于经，迫血妄行，衄出于鼻。鼻为肺窍。手太阳之脉，其支别者，从颊上䪼③抵鼻，会足太阳之脉于目内眦，热久不解，连手太阳同病也。头痛目眩，皆太阳脉之经也。衄出解者，经曰：夺血者无汗，夺汗者无血。汗即血也，衄则热随血散矣。桂枝、麻黄非治衄药也，乃发散经中邪气耳。节庵曰：衄分点滴成流，流者不须服药，少刻自解，当与水解。若滴不成流者，邪犹在经，须再发散。故有无汗而衄，脉浮紧，再与麻黄汤；有汗而衄，脉浮缓，再少与桂枝汤之论。然此二者，皆为脉浮而用也，用之必再三详酌。经云：衄家，不可发汗，汗出必额上脉陷。仲景缀麻黄、桂枝于衄证之下者，此衄前汗药，宜列于当发其汗之下，以汉文用药诸方，皆缀于外条之末，如大青龙汤系于不可服之后，是其例也。且衄为热无寒，是以三阴无衄。经曰：少阴病，但厥无汗，而强发之，必动其血，是名下厥上竭④者死，非衄也。然则治

① 汗：赵刻本《伤寒论》作"除"。
② 阳气重故也：赵刻本《伤寒论》该条文后有"麻黄汤主之"五字。
③ 䪼（zhuō 桌）：颧骨。
④ 下厥上竭：指阳气亡于下而厥，阴血脱于上而竭。

衄，自当于衄之本条，择诸凉血止衄诸方，审证而用，庶①为不谬。此但发明太阳在经之病失治而衄，由衄而止，不复传经者如此。

太阳失汗随经入腑诸血证

论曰：太阳病不解，热结膀胱，其人如狂，血自下，下者愈。其外不解者，尚未可攻，当先解外。外解已，但少腹急结者，乃可攻之，宜桃仁承气汤。

此为失汗而病不解，邪因入腑而热结膀胱也。如狂者，未至于狂，但不宁耳。太阳多血，热在膀胱，必与血搏。若血不蓄积，为热迫之自下，则热随血出而愈。若血不下，则血为热搏，蓄积于下而少腹急结，乃可攻之，与桃仁承气下热散血。《内经》曰：从外之内而盛于内者，当先治其外，后治其内也。

太阳病六七日，表证仍在，脉微而沉，反不结胸，其人发狂者，以热在下焦，少腹当硬满，小便自利者，下血乃愈。所以然者，以太阳随经，瘀热在里故也，抵当汤主之。

此亦失汗而阳邪随经入腑者也。六七日，邪气传里之时。脉微而沉，邪气传里之脉也。表证仍在，不作结胸而即发狂者，热结在膀胱，知有蓄血也。少腹硬满，小便自

---

① 庶：也许，或许。

利，而血谛证①见矣，故与抵当汤以下蓄血。

太阳病，身黄，脉沉结，少腹硬，小便不利者，为无血也。小便自利，其人如狂者，血谛证也，抵当汤主之。

此亦太阳本经病随经入腑者也。二证皆失汗也。夫风寒在表，宜以汗散，失汗则阳气下陷以入于里，寒变为热，结于膀胱，故上下证同。其小便不利者，气滞而津液不行也。津液不行，复还于胃，胃者湿土，候在肌肉，湿热相合，必发黄也，茵陈蒿汤主之。小便自利者，气行而血病也。其经多血，必为蓄血，故主抵当下血散热。按：前后两如狂证，其用药有峻缓者。盖桃仁承气中焦药也，用之于前证，以其兼有表证，里证尚浅耳；抵当下焦药也，后证表邪入里，里证已急，故用之快峻也。

伤寒有热，少腹满，应小便不利。今反利者，为有血也，当下之。不可余药，宜抵当丸。

此亦热邪入腑而成蓄血之证。不用余药下之者，以无身黄、屎黑、喜忘、发狂等症，是未至于甚也，不可遽用抵当汤。然病在下焦已深，又非桃仁承气所能治，故以抵当丸下之。丸者缓也。

---

① 血谛（dì帝）证：《伤寒论》辨太阳病脉证并治中第六作"血证谛"。谛，审察无疑，证据确凿。《说文·言部》："谛，审也。"

太阳循经传阳明证

太阳病，服桂枝汤，大汗出后，大烦渴不解，脉洪大者，白虎加人参汤主之。

经曰：伤寒二三日，阳明、少阳证不见者，为不传也。此为太阳病不解，因转属阳明也。二三日阳明受之，故为循经传。大烦渴，脉洪大，经中热甚也，白虎加人参，和里润躁。

伤寒，发热无汗，呕不能食，而反汗出濈濈然①者，是转属阳明也，葛根汤加半夏主之。

此即本经篇中颇欲吐者为传也。胃经受邪则喜吐。葛根汤，太阳表药也，加半夏以散阳明呕逆。此二证为初传经之候，举此以概循经传。若诸变证，自详本经。

太阳越经传少阳证

论曰：本太阳病不解，转入少阳者，胁下硬满，干哕②不能食，往来寒热，尚未吐下，脉沉紧者，与小柴胡汤。

此言太阳在经之邪，越经而传少阳也。盖未经吐下而脉沉紧，为传里虽深，未至入腑，犹宜和解，故用小柴胡汤。若已经吐下，脉沉紧者，此邪气入腑，为里实，宜大柴胡，兼表里而撤之。

---

① 濈（jí 急）濈然：汗出连绵不断貌。
② 干哕：欲吐而不能。赵刻本《伤寒论》作"干呕"。

太阳表病如疟证

太阳病，得之八九日，如疟状，发热恶寒，热多寒少，其人不呕，清便欲自可，一日二三度发。脉微缓者，为欲愈也。脉微而恶寒者，此阴阳俱虚，不可更发汗、更下、更吐也。面色反有热色者，未欲解也，以其不能得小汗出，身必痒，宜桂枝麻黄各半汤。

伤寒八九日，则邪再传遍三阳欲入三阴之时也，此时不更传入阴则解。如疟者，发作有时也，寒多者为病进，热多者为病退。论曰：厥少热多，其病为愈。今热多寒少，为阳气进而邪气少也。不呕、清便自调者，里和也。寒热之发，邪气深，则发日远，日二三发者，邪气微浅也。邪少则脉微，今脉微缓者，知邪微缓也，故云欲愈。脉微恶寒，则表里俱虚，故不可更行汗吐下也。面有热色，身痒者，宜小汗之。桂麻各半，有发有敛，则汗不得大出矣。此篇自首句至寒少止，为自初至今之证，下文皆拟病防变之词，当分三截看：至欲愈也，是不须治；至吐也，是当温之；至末，是小汗之。

太阳病，发热恶寒，热多寒少，脉微弱者，此无①阳也，不可发汗。宜桂枝二越婢一汤。

此即上文如疟病当温之类证也。前脉微缓，尚未弱，故小汗之。此微而加弱，则又甚于前证矣，虽小汗亦不

① 无：原作"为"，据赵刻本《伤寒论》改。

宜，故决云：不可发汗。然病在太阳，表证未罢，桂枝解表之药终不可无，但不令汗而已。

太阳汗过汗逆诸证

太阳病，发汗，遂漏不止，其人恶风，小便难，四肢微急，难以屈伸者，桂枝加附子汤主之。

太阳气不足，因发汗，阳气益虚而成此证也。桂枝加附子助阳固卫，元气复而表里俱和矣。

太阳病发汗，汗出不解，其人仍发热，心下悸，头眩，身瞤动，振振欲擗地者，真武汤主之。

汗多亡阳，故不可服大青龙者，服之则筋惕肉瞤。此汗过亡阳，用真武汤复其□①，而太阳表证亦因之而解。

伤寒脉浮，自汗出，小便数，心烦，微恶寒，脚挛急②，反与桂枝汤③，此误也。

此为象阳旦证。自汗，小便数而恶寒，阳不足也；心烦，脚挛急，阴不足也。阴阳气血俱虚，则不可发汗，宜芍药甘草附子汤调之。若误用桂枝汤攻表，遂有厥逆、咽干、烦躁、吐逆之变证。故经文于误汗者，先作甘草干姜汤，以复其阳，得厥愈足温，次作芍药甘草汤益其阴，脚胫乃伸。若复胃气不和，谵语者，少与调胃承气，微溏之。若重发汗，及加烧针者，与四逆汤。此为救治逆者，

---

① □：原书字坏难辨，据文义当作"阳"。
② 脚挛急：小腿拘急挛曲，难以伸直。脚，汉时指小腿而言。
③ 汤：赵刻本《伤寒论》此后有"欲攻其表"四字。

先后施治之法也。阳旦者，桂枝汤加黄芩。前证与用此汤证相似，故云象阳旦证。

发汗过多，其人叉手自冒心，心下悸，欲得按者，桂枝甘草汤主之。

汗多亡阳，诸阳受气于胸中，阳不足，故病叉手冒心、心下悸，与桂枝甘草汤，以调不足之气。

发汗后，其人脐下悸，欲作奔豚者，茯苓桂枝甘草大枣汤主之。

汗者心之液，汗后脐下悸者，心气虚而肾气发动也。肾之积，名曰奔豚，发则从少腹上至心下，如豕突①之状，为肾气逆，欲上凌心。今脐下悸，是肾气发动，欲作奔豚。与茯苓桂枝甘草，伐肾邪，泄奔，助脾土。诸动气不可发汗，此尤为切忌。

伤寒，脉浮，医以火迫劫之，亡阳，必惊狂，起卧不安者，桂枝去芍药加蜀漆牡蛎龙骨救逆汤主之。

汗者心液，亡阳则心气虚。心恶热，火邪内迫，则心神浮越，故惊狂、起卧不安。与桂枝汤解未尽之表邪。去芍药者，以芍药益阴，非亡阳所宜也。火邪错逆，加蜀漆之辛以散之。阳气亡脱，加龙骨、牡蛎之涩以固之。

太阳中风，以火劫汗，两阳相熏，其身发黄，阳盛欲

---

① 豕（shǐ 始）突：谓像猪一样奔突窜扰。豕，猪。

衄，阴虚小便难，阴阳俱虚，身体枯燥，防己黄芪汤、栀子柏皮汤。

中风，阳邪也，火劫则两阳相熏，为阳盛在上，故衄。汗亡津液，故膀胱气不下化，小便难，成枯燥之症。防己黄芪、栀子柏皮，所以复阴阳之虚而润其燥也。

发汗后，腹胀满者，厚朴生姜甘草半夏人参汤①。

腹满者，由汗过里虚，脾胃津液不足，气壅而为满也，与此汤和脾胃而降气。

汗出热不去，内拘急，四肢疼，又下利厥逆，恶寒者，四逆汤。

汗多里虚，因成下利厥逆之证，而表热恶寒，亦阳微所致，故用四逆温之。

太阳病，发汗太多，因致痉②。

血虚则筋急。汗多损血，不能养筋，故筋急，其背反张成痉也，用当归人参防风散，补血舒表。

太阳病，发汗后，大汗出，胃中干燥③，不得眠，欲得水者，少少与饮之，令胃气和则愈。

---

① 厚朴生姜甘草半夏人参汤：赵刻本《伤寒论》为"厚朴生姜半夏甘草人参汤"。

② 痉：原为"痓"字。该字在《伤寒论》《金匮要略》不同版本及注家著书中有"痓""痉"两种写法，今据后文"六经支证"之"痉湿暍病别篇"所注"坊本痉作痓，此传写相沿之讹，仍当从痉为正"，统一改作"痉"字。另，《说文·疒部》："痉，彊急也。"成无己《注解伤寒论》卷二亦有注云："痓，当作痉，传写之误也。痉者，恶也，非强也……痉者，强也。"

③ 燥：赵刻本《伤寒论》作"烦躁"。

此为太阳本经病不传者，但因大汗后胃中津液少，欲得饮水自润，故少与之，以和胃气，其病遂已，不复传变也。

论曰：脉浮紧者，法当身疼痛，宜以汗①之。假令尺中迟者，不可发汗。何以知之然？以荣气不足，血少故也。

此言脉之不可汗者。

咽喉干燥者，不可汗。淋家不可汗，汗之则小便出血。衄家不可汗，汗出则额上脉陷急紧，直视不能眴②，不得眠。病人素有寒，复发汗，胃中冷，必吐蛔。酒客不可与桂枝汤，得汤则呕，以酒客不宜甘也。

此言病之不可汗者。

太阳病水气表里二证

论曰：伤寒表不解，心下有水气，干呕发热而咳，或渴，或利，或噎，或小便不利、少腹满，或喘者，小青龙主之。

此太阳水气表证也。水留于胃，故干呕而噎；射肺，故喘咳；停心下，故渴；入肠间，故利；蓄下焦，故小便不利、少腹满。与小青龙汤，发汗散水。水气内渍，则所传不一，故有或为之症，随症消息③之。

---

① 汗：赵刻本《伤寒论》此后有一"解"字。
② 眴（shùn 顺）：指眼珠转动。
③ 消息：指体察斟酌病情而调治。

伤寒，心下有水气，咳而微喘，发热不渴。服汤已渴者，此寒去欲解也，与小青龙汤。

按：青龙象肝之两歧，而主两伤之疾。大青龙主荣卫之两伤，此则主表不解而又加之心下有水气，则非麻黄桂枝所能解散。咳逆而喘，为肺气逆也，故加五味佐芍药之酸，以收肺逆。心下有水气，津液不行，则肾气燥，故加半夏佐细辛、干姜之辛温，以散寒水逆气。故寒水散，津液通行，而汗出解矣。

本方增减有法，自当详症之有无，以为消息。

太阳中风，下利，呕逆，表解者乃可攻之。其人漐漐①汗出，发作有时，头痛，心下痞，硬满，引胁下痛，干呕，短气，汗出不恶寒者，此表解里未和也，十枣汤主之。

此太阳水气里证也。太阳中风，既头痛胁痛尚在，而云表解里未和者，此痰饮与燥气壅于中焦，故见症如前。十枣汤逐水峻剂，有是病方用是药，然虚人未可轻用也。

水 逆

论曰：中风发热，六七日不解而烦，有表里证，渴欲饮水，水入则吐者，名曰水逆，五苓散主之。

经云：发汗后，饮水多者必喘，以水灌之亦喘，皆太

---

① 漐（zhí 直）漐：小汗潮润貌。

阳经水逆证也,与五苓利其水饮。此即先渴后呕,为水停心下之例也。

太阳吐证

论曰:病如桂枝证,头不痛,项不强,寸脉微浮,胸中痞硬,气上冲咽喉不得息者,此为胸有寒也,当吐之。

此太阳里证吐药也。未经吐下者,为实邪郁膈,宜吐之以瓜蒂。但此为吐剂之猛者,虚人及亡血家禁用。其余吐虚邪者,见诸症中,并用栀子豉汤增损。

太阳吐逆证

论曰:太阳病,当恶寒发热,今自汗出,不恶寒发热,关上脉细数者,以医吐之过也。一二日吐之者,腹中饥,口不能食;三四日吐之,不喜糜粥,欲食冷食,朝食暮吐。以医吐之所致也,此为小逆。

此为太阳病误吐而传阳明之证也。自汗出,不恶寒发热,一二日表邪尚寒,吐之则寒传于胃中,故饥不能食。三四日表邪变热,吐之则表热入胃中,故不喜糜粥,欲冷食。胃虚不停食,故朝食暮吐也。以其传阳明虽入腑,犹是阳经,故曰小逆。本经不言方,窃谓当治之以阳明药,视证区画①耳。

太阳病吐之,但太阳病当恶寒,今反不恶寒,不欲近

---

① 区画:亦作"区划",筹划,安排。

衣，此为吐之内烦也。

此亦太阳表病以吐逆而传阳明者也。吐而内烦，邪热在里，方虽未备，可以意通。

合　病

论曰：太阳与阳明合病，必自下利，葛根汤主之。

太阳与阳明合病，不下利但呕者，葛根加半夏汤主之。

太阳与阳明合病，喘而胸满者，不可下，宜麻黄汤主之。

合病者，两阳经或三阳经齐病不传者，为合病。此上三证，属太阳阳明合病也。由太阳表未罢而阳明邪又至，两经热合于表，阳不主里，里气不和，风邪干胃，因自下利。气下而不止者，但利而不呕；气上逆而不下者，但呕而不利。故利者，与葛根汤以散风邪，呕者加半夏以下逆气。其喘满者，太阳邪多也，故用麻黄汤发之。

太阳与少阳合病，自下利者，与黄芩汤。呕者黄芩加①半夏生姜汤主之。

此二经合病，以有少阳为在半表半里，故用黄芩汤和解。黄芩所以清少阳也，加半夏生姜者，亦为下逆气也。

---

① 黄芩加：原书作"加黄芩"，据赵刻本《伤寒论》改。

三阳合病，腹满身重，难以转侧，口不仁，面垢，谵语，遗尿。发汗则谵语，下之则额上汗、手足逆冷。若自汗出者，白虎汤主之。

腹满身重、口不仁、谵语，阳明证也。面垢，少阳证也。遗尿，太阳证也。三阳合病，表里有邪，故不可汗下。自汗出者，三阳中阳明邪甚也，故用白虎汤解之。三阳合病，脉浮大见关上，但欲眠，目合则汗，小柴胡白虎汤。

按：二阳合病，不言脉症，但言某经与某经合者，盖太阳头项痛、腰脊强、脉浮，阳明目痛、鼻干、不得卧、脉大，少阳胸胁满、耳聋、脉弦，凡遇两经病，一时同见，或呕或利者，即合病也。其三经病，但见一症便是，不必悉具。仲景不言症，非略也，以论包含已尽，不必再述耳。

并 病

二阳并病，太阳初得病，汗之不彻，转属阳明，续自微汗，不恶寒，大柴胡汤。若太阳证不罢不可下，可小发汗。设面色缘缘正赤，阳气怫郁在表，汗之不彻，其人烦躁短气，不知痛处，宜更发汗则愈，葛根汤。二阳并病，太阳证罢，潮热，手脚汗，大便难，谵语者，大承气汤。

并病者，一阳经先受病，又过一经，病之传者也。其证微汗不恶寒，是太阳表罢初入里，故用大柴①转药。若太阳不罢，并而未尽，是传未过，尚有表证，邪不得越，烦躁短气，犹当汗之。太阳证罢，并之已尽，是谓传过，阳明里证悉见，法当下之。是知传则入腑，不传则不入腑，与太阳阳明合病所以不同也。

太阳少阳并病，反下之，成结胸，心下硬，下利不止，水浆不下，心烦，生姜泻心汤、小陷胸汤选用。太阳与少阳并病，头项强痛，或眩冒，时如结胸，心下痞硬，刺大椎第一间、肺俞、肝俞。不可汗，汗则谵语不止，刺期门。又云慎勿下。

此太阳少阳并，则并入少阳为多，故不可汗下。此盖越经传而且并也，故此证如结胸，邪在半表里间。前证犯下，邪留胸中，遂成真结胸也。

太阳腹痛

伤寒，阳脉涩，阴脉弦，法当腹中急痛，先与小建中汤；不瘥，与小柴胡汤。

脉阳涩而阴弦，腹中急痛者，当作虚寒治之。小建中汤，温中散寒。若不瘥者，非里寒也，必由邪气自表之里，里气不利所致，与小柴胡汤去黄芩加芍药，以除传里之邪。

---

① 大柴：指"大柴胡汤"。

太阳下逆诸证

太阳病，脉浮而动数，浮则为风，数则为热，动则为痛，数则为虚，头痛发热，微汗出而反恶寒，表未解也。医反下之，动数变迟，膈内拒痛，胃中空虚，客气①动膈，短气躁烦，心中懊侬，阳气内陷，心下因硬，则为结胸，大陷胸汤主之。若不结胸，但头汗出，余处无汗，剂②颈而还，身必发黄也。

此太阳本经自病误下之逆证也。《伤寒论》云：病发于阳，而反下之，热入因作结胸。动数皆阳脉也，当责邪在表。盗汗为邪在半表半里，则不恶寒。此头痛、发热、微盗汗，反恶寒者，表未解也。当发汗而反下之，虚其胃气，表邪内陷，故里脉出见。动数变迟，独浮脉不变，以邪结上焦，脉不得而沉也。外邪乘胃虚入里，膈中拒痛，此客气动膈也；短气不足以息者，实也；烦躁懊侬，阳气内陷，壅于心下，硬满而痛，成结胸也。与大陷胸③，以下结热。

按：丹溪于此证云：表未解而攻里，可谓虚矣。况得误下，其脉动数变迟，又曰胃中空虚，短气烦躁，虚之甚矣，尚可曰阳气内陷而迅攻之乎？彼阳明病脉浮，下后胃中空虚，心中懊侬，以栀子豉汤，吐胃中之邪。

---

① 客气：指邪气。
② 剂：通"齐"。平齐，到达。《说文》："剂，齐也。"
③ 胸：原作"脑"，据文义改。

况太阳失下后明有虚证乎！夫为此论者，前人用心之谨也。合而考之，结胸由邪在胸中，处身之高分，宜若可吐。然所谓结者，邪气固结于胸中，为硬为痛，伤寒错恶结胸为甚，非苦寒直达，何以分解邪结耶？高者陷之，以平为正。结胸为高邪，陷下以平之，故曰陷胸汤也。但此药实为快峻之剂。陶氏①曰：陷胸汤丸，分浅深从缓而治之，不宜大峻。上焦乃清道至高之分，未可过峻，以伤元气也。然则或吐或攻陷，宜于临证时，更察脉症表里虚实，结之大小，审处用药，庶乎无一误再误之咎矣。不然，结胸脉浮大者不可下，下之则死，盖脉浮犹带表邪，未全结实也。若结胸证悉具，烦躁者死，则又以胃气将穷，药无所施，况可例试峻药以速其绝乎。按：结胸证，寸脉浮，关脉沉者可下。结胸脉浮大者，此表邪在也，非复桂枝柴胡可治，宜少待之，令表自解而后议攻下。

太阳病，重发汗而复下之，不大便五六日，舌上燥而渴，日晡时小有潮热，从心下至少腹硬满而痛不可近者，大陷胸汤主之。

此汗之不解，不能消息表邪有无而辄与下之，致成结胸也。经曰：服发汗一剂，病症犹在，当复作本汤治之，至有三服乃解者。此言重发汗而下之，则不能待至再三，

---

① 陶氏：指陶华（1369—1463），字尚文，号节庵，节庵道人，明余杭（今属浙江）人，著《伤寒六书》。

即用下剂，表之热邪，乘虚入里，故亦成结胸也。从心下至少腹满而痛不可近者，大结胸之状也。

小陷胸病，正在心下，按之则痛，脉浮滑者，小陷胸汤主之。

邪之甚者，入里则成大结胸。邪之微者，入里则成小结胸。曰正在心下，按之则痛，而陷胸之大小分矣。至于寒实结胸、水结胸、血结胸，各有治法，详结胸本条，兹不赘。

论曰：太阳病，桂枝汤证，医反下之，利遂不止。脉促者，表未解也。喘而汗出者，葛根黄连黄芩汤主之。

此太阳本经病，宜汗而下之逆证也。《内经》曰：辛甘发散为阳。表未解者，散以葛根、甘草之甘；苦以坚里，喘而汗出为里热，下利不止者，坚以黄芩、黄连之苦。

太阳病，外证未除而数下之，遂协热而利，利下不止，心下痞硬，表里不解者，桂枝人参汤主之。

此太阳病误下协热而利之①证也。症与前证同，而用药有温凉之异者，前证脉促、喘、汗，为阳盛里热。此因数下之，里虚挟热而利，故用桂枝人参温里以止利也。

论曰：太阳病，下之后，脉促胸满者，桂枝去芍药汤主之。若微恶寒者，去芍药方中加附子汤主之。

① 之：其后原衍一"之"字。

此太阳误下而似结胸之证也。脉促胸满者，邪在里，与前脉促表未解者异也。胸满不得为真结胸者，以结胸之脉浮，此脉促也。桂枝汤去芍药者，芍药味酸，胸满见矣，恐成结胸，故去酸敛之味，单用辛甘发散邪气也。若微恶寒者，卫气虚也，方中加附子，以补卫虚。

论曰：得病六七日，脉迟浮弱，恶风寒，手足温。医二三下之，不能食而胁下满痛，面目及身黄，颈项强，小便难者，与柴胡汤，后必下重。本渴而饮水呕者，柴胡不中与也，食谷者哕。

此脉症不可下而下之，逆证也。呕哕者，少阳病也。柴胡不中与者，以下后胃气大虚，不纳水谷，水入而呕，谷入而哕，柴胡汤所禁用也。证中有恶风寒，小便难，故属太阳标本之邪也，宜茵陈五苓散，利膀中邪热乃愈。

伤寒，医下之，续得下利，清谷不止，身疼痛者，急当救里；后身疼痛，清便自调者，急当救表。救里宜四逆汤，救表宜桂枝汤。

此太阳误下传太阴经也。协热而利，以热为本；协寒而利，以寒为本。故先救里用四逆，救表用桂枝。挟寒利为传太阴，挟热者当为传少阴也。

论曰：伤寒五六日，大下之后，身热不去，心中结痛，未欲解也，栀子豉汤主之。

此太阳本经病下后虚烦之证也。身热去而心结痛，为结胸。身热不去，心中结痛者，为虚烦。此热客胸中，未结为实，散漫为烦，是以身热不去。热仍在表，故用吐剂，因高而越之。

凡心下支结，胸胁微满，俱各有证，治与结胸不同。

伤寒下后，心烦腹满，卧起不安者，栀子厚朴汤主之。

下后，但腹满而不心烦，则邪气入里为里实，但心烦而不腹满，即邪气在胸中为虚烦。既烦且满，则邪气壅于胸腹之间也。满则不能坐，烦则不能卧，故卧起不安。与栀子厚朴，吐烦泄满。

太阳病，医反下之，因而腹满时痛者，属太阴也，桂枝加芍药汤主之；大实痛者，桂枝加大黄汤主之。

此误下内陷之邪也。邪气入里而满痛者，其痛不常，故当以辛温之剂和之。若大实痛，必有燥屎宿食，须下之。此为里证，治各不同也。

［附］太阳病下后脉

太阳病，下之，其脉促，不结胸者，此为欲解也。脉浮者，必结胸。脉紧者，必咽痛。脉弦者，必两胁拘急。脉细数者，头痛未止。脉沉紧者，必欲呕。脉沉滑者，协热利。脉浮滑者，必下血。

伤寒，医以丸药下之，身热不去，微烦者，栀子干姜汤主之。

丸药，所谓神丹甘遂也，不能除热，但损正气。邪反乘虚留于胸中而未入深者，则身热不去而微烦，与栀子干姜，吐烦扶正。

论曰：大下之后，复发汗，小便不利者，亡津液故也。勿治之，得小便利，必自愈。

汗下亡去津液，小便不利，更强与利之，是谓犯本，此所以禁利小便也。

论曰：发汗吐下后，虚烦不得眠，若剧者，必反复颠倒，心中懊憹，栀子豉汤主之。若少气者，栀子甘草豉汤主之；若呕者，栀子生姜豉汤主之。

伤寒邪气自表而传里，留于胸中，为邪在高分，则可吐之。不经汗下，邪气蕴郁，以瓜蒂吐之，吐其实邪也。若汗吐下后，邪气乘虚留于胸中，则谓之虚烦，以栀子豉汤吐之，吐其虚烦也。少气者加甘草和胃，呕者加生姜散逆，此消息之法也。

太阳坏病

论曰：太阳病三日，已发汗，若吐、若下、若温针，仍不解者，此为坏病，桂枝不中与也。视其脉证，知犯何逆，随证治之。

此谓太阳病误汗吐下之逆也。随证，如汗吐下后虚烦、结胸、痞气，吐后内烦、腹胀满等症，当随证而治。

盖云医逆而坏之病，非如《活人》①所云异气为坏也。

［附］火邪

太阳病，以火熏之，不得汗，其人必躁，到②倒同不解，必清③厕同血，名为火邪。

此太阳经之火逆证也。火邪迫血下行，即以便血处治。

脉浮热甚，反灸之，此为表实以虚治，因火而动，必咽燥唾血。

此证火邪迫血上行，即以吐血处治。

论曰：微数之脉，慎不可灸，因火为邪，则为烦逆，追虚逐实，血散脉中，火气虽微，内攻有力，焦骨伤筋，血难复也。

针灸古法，非不神良，然谬误之害，夭枉亦速，后代罕得其传，顾可轻言灼艾耶。

阳明经

阳明经者，足胃戊土也，其标湿，其本燥。此经从鼻起，夹鼻络于目，下咽，分为四道，并正别脉六道上下行身之前。专主里，纲维于身，为中州之主，无所不受，六经之邪，皆能入之。但入谓之入腑，入腑不复再传矣。

---

① 活人：指朱肱《伤寒类证活人书》。

② 到：赵刻本《伤寒论》"到"后有"经"字。

③ 清：通"圊"。原为"粪槽""厕所"之义，此处指大便排出。《荀子·王制》："修采清，易道路。"

阳 明 病

论曰：阳明受病，当二三日发，其证身热，目疼，鼻干，不得卧。以其脉侠鼻络于目，故有目痛鼻干之症；以其胃气逆，故卧不安，是为病在经。其潮热、自汗、谵语、发渴、便实、不恶寒者，为病在腑。

阳 明 脉

论曰：尺寸俱长者，阳明受病也。又曰：伤寒三日，阳明脉大。长大而浮者为经病，长大而沉者为腑病。

阳明中风

论曰：阳明病，脉迟，汗出多，微恶寒者，表未解也，可发汗，宜桂枝汤。

阳明主里，脉迟、汗出多，固当责邪在里矣。然本经自中风而有微恶寒之症，是知风邪在表，亦与太阳中风义同，故用桂枝汤和表散邪。

论曰：阳明病，但头眩，不恶寒，故能食而咳，其人必咽痛。若不咳者，咽不痛。

此阳明本经风气内攻之证也。论曰：阳明病，若能食，为中风；不能食，为伤寒。以胃为水谷之海，风，阳邪杀谷，故中风者能食；寒，阴邪不杀谷，故伤寒者不能食。咳者，风邪攻胃，胃气上逆，干于至高也。咽门者，胃之系，咳甚则伤咽，不逆不咳，则不伤也。宜四逆散加桔梗，散经中风邪。

阳明伤寒

论曰：阳明病，脉浮，无汗而喘者，发汗则愈，宜麻黄汤。

此阳明本经自伤寒而表实也。脉浮，无汗而喘，与太阳表实之证同，故用麻黄汤发汗，治例亦准之太阳。

论曰：阳明病，反无汗而小便利，二三日呕而咳，手足厥者，必苦头痛。若不咳不呕，手足不厥者，头不痛。

此阳明本经寒气内攻之证也。二三日呕咳而肢厥者，寒邪发于外也，故必苦头痛。若不呕咳，手足不厥者，是寒邪但攻里而不外发，其头亦不痛也。无汗呕厥而头痛者，真武汤去茯苓。

阳明胃虚不能作汗证

论曰：阳明病，法多汗，反无汗，其身如虫行皮中状者，以胃久虚故也。

太阳病身痒者，责其不能得小汗也，故用各半汤。此阳明病身痒如虫行者，责其胃虚不能作汗，宜小建中汤温里以祛风邪。

阳明本经病

论曰：病人烦热，汗出则解，又如疟状，日晡所发热者，属阳明也。脉实者，宜下之；脉浮虚者，宜发汗。下之与大承气汤，发汗桂枝汤。

此阳明本经病证也。如疟者，寒热发作有时，是半表半里小柴胡证。按：少阳阳明合病，以阳明里多宜下，主承气汤。此晡热脉实，虽有如疟症，亦主里多，故亦主承气也。必脉浮虚者，为邪在经，故宜桂枝解表，或有用桂枝加柴胡者。总之以脉浮虚为谛当耳。

阳明病，欲食，小便反不利，大便自调，其人骨节疼，翕翕如有热状，奄然发狂，濈然汗出而解者，此胃①不胜谷气，与汗共并，脉紧则愈。

此亦阳明本经病也。阳病客热，初传入胃，胃热则消谷而欲食。阳明病热，当小便数、大便硬。今小便反不利，大便自调者，热气散漫不为实也。胃中谷多，则阳气胜，阳气盛则热消津液，液消则水少，阴血弱。经曰：阴气不通即骨疼。热气散漫，不专着表，亦不专着里，故翕翕如有热状。阴不胜阳，故奄然发狂。若阳明蕴热为实者，自当下之。此散漫不为实者，必待汗出而愈。汗出则阳气衰，脉紧则阴气生，阴阳气平，两无偏胜乃愈。不需药而得汗出者，胜复之理，至时自解也。

阳明衄证

论曰：阳明病，口燥，但欲漱水，不欲咽者，此必衄。

此亦阳明本经表病也。阳明之脉，起于鼻，络于口。

---

① 胃：赵刻本《伤寒论》作"水"。

阳明里热，则渴欲饮水。此口燥但漱水不欲咽者，是热在经而里无热也。热甚于经，故迫血为衄，宜黄芩芍药汤散经中热而解衄。

脉浮发热，口干鼻燥，能食者则衄。

此亦阳明经表病也。脉浮、发热、口干、鼻燥者，热在经也。阳邪杀谷，能食者亦邪热甚也，故助阳迫血妄行而衄，宜黄芩汤专解经热。

阳明病宜和解证

阳明病，脉浮而紧，咽干口苦，腹满而喘，发热汗出，不恶寒反恶热，身重，忌汗、下、针。

有汗恶热，脉兼浮紧，为表里俱有邪。若发汗则心愦愦，反谵语；若加烧针，必怵惕，躁不得眠；若下则胃中空虚，客气动膈。故原论云：心中懊憹，舌上胎者，栀子豉汤主之。渴欲饮水，口干舌燥者，白虎加人参汤主之。脉浮发热，渴欲饮水，小便不利者，猪苓汤主之。凡此者，或涌吐高邪，或清解经热，或分利腑邪，皆和解也，为不犯汗、下、烧针之忌。

阳明传少阳经诸证

论曰：阳明病，发潮热，大便溏，小便自可①，胸胁满不去者，小柴胡汤主之。

阳明潮热为胃实，当大便硬而小便数。今大便溏、小

---

① 自可：本来可以，正常。

便自可，则胃热未实，为水谷不分也。大便溏，应气降而胸胁满去，今反不去者，邪气犹在半表半里之间也，与小柴胡汤，以去表里之邪。

阳明病，胁下硬满，不大便而呕，舌上白胎者，可与小柴胡汤。上焦得通，津液得下，胃气因和，身濈然而汗出解也。

阳明腹满、不大便、舌胎黄者，为邪热入腑，下证也。此虽胁下硬，不大便而有呕，舌苔白，是为邪在半表半里。与小柴胡以和解之，则上下通和，汗出而解矣。

论曰：阳明病，脉浮而紧者，必潮热，发作有时。但浮者，必盗汗出。

浮为在经，紧为里实。阳明病里热者自汗，表热者盗汗。盗汗者，少阳也。此阳明之邪传少阳经也，与小柴胡汤和解之。

食谷欲呕者，属阳明也，吴茱萸汤主之。得汤反剧者，属上焦也。

此阳明证似少阳者也。食谷欲呕，为客寒在胃，故主吴茱萸。若呕不止反甚者，属上焦少阳也，小柴胡汤主之。

太阳病转属阳明证

太阳病，寸缓关浮尺弱，其人发热汗出，复恶寒，不呕，但心下痞者，此以医下之也。如其不下者，病人不恶寒而渴者，此转属阳明也。小便数者，大便必硬，不更衣十日无所苦也。渴欲饮水，少少与之，但以法救之。渴者，宜五苓散。

太阳病，脉阳浮阴弱为在表，今寸缓关浮尺弱，为邪气渐传里也。不恶寒而渴者，白虎加人参汤证。恶寒而渴，还属太阳，故主五苓散。五苓，太阳药也。然小便数者，非五苓所宜。若汗吐下后，小便数，大便硬者，当与小承气汤和之。此不因吐下发汗而见此症，乃因发热汗出亡津液，胃中干燥故也。症无满实，自不可下。论曰：今为小便数少，以津液当还入胃中，故知不久必大便也。曰不更衣十日无所苦者，但问其小便日几行也。渴欲饮水，少少与之，救之以法。如渴不止，乃与五苓散是也。

古人登厕必更衣，凡云不更衣者，通为不大便也。

太阳阳明　正阳阳明　少阳阳明

论问曰：病有太阳阳明，有正阳阳明，有少阳阳明，何谓也？答曰：太阳阳明者，脾约是也。

太阳经病不传阳明经，即入阳明胃腑者，此太阳阳明也。论曰：趺阳脉浮而涩，浮则胃气短①，涩则小便数，浮涩相搏，大便则难②，其脾为约，麻仁丸主之。

太阳病三日，发汗不解，蒸蒸发热者，属胃也，调胃承气汤主之。

---

① 短：赵刻本《伤寒论》中作"强"。
② 难：赵刻本《伤寒论》中作"硬"。

太阳病，若吐、若下、若发汗，微烦，小便数，大便因硬者，小承气汤和之。

此二条皆太阳阳明证治也。吐下发汗及利小便，皆亡津液，胃中干燥，因转属阳明，此病之源也。

曰正阳阳明者，胃实是也。

邪自阳明经不传少阳，自入于腑，乃本经自传。谓之正阳阳明者，病火。本风盛气实，津液消烁，或始恶寒，汗出多，寒罢而反发热；或始得病便发热妄言也；或脉迟汗出不恶寒，身重气短，腹满而喘，潮热，手足濈濈然汗出，此大便已硬也，宜大承气汤。即正阳阳明胃实病也。

曰少阳阳明者，发汗利小便已，胃中烦，燥①实，大便难是也。

少阳经病，不可发汗利小便。若误，则邪入于胃，发谵语。又少阳经病不传三阴，即入胃，皆曰少阳阳明也。当与调胃承气汤。

太阳初得病，发汗不彻，因转属阳明。又伤寒发热无汗，呕不能食，而反汗出，转属阳明。

二证俱详太阳经中论。

阳明合病

论曰：阳明少阳合病，必下利。其脉不负者顺也，负

---

① 烦燥：赵刻本《伤寒论》中作"燥烦"。

者死。互相克贼，名为负也。脉滑而数者，有宿食也，当下之，大承气汤。

阳明土，少阳木，二经合病，其脉长大而弦，是木乘土为负，负者死。长大不弦者为顺，宜下之，以去少阳之邪。脉滑而数，又为停有宿食也。

阳明里病三承气汤证

凡阳明病，潮热，自汗出，谵语，发渴，去衣被，扬手掷足，斑黄狂乱，不恶寒反恶热，大便实者，此阳明腑病，谓之在里，宜下之，三承气汤选而用之。

阳明表证已罢，里证悉具，非通泄不可，然必如上证显确，毫无外邪，斯斩关夺旗之胜决矣。且病三焦俱伤，则痞满燥实坚俱全，大承气汤。枳实苦寒去痞，厚朴苦温除满，芒硝咸寒润燥软坚，大黄苦寒泄实去热，三焦之实邪斯撤矣。邪在中焦，则止燥实坚三症，故用调胃承气汤。以甘草和中，芒硝润燥，大黄泄实。不用枳实，恐伤上焦虚无氤氲之元气，调胃之名，所由至也。下焦受伤，则为痞实，用小承气汤。枳实、厚朴除痞，大黄泄实。去芒硝，则不伤下焦血分之真阴，谓不伐其根也。

阳明病用利药消息法

论曰：阳明病，脉迟，虽汗出不恶寒者，其身必重，短气，腹满而喘，有潮热者，此外欲解，可攻里也。手足濈然而汗出者，此大便已硬也，大承气汤主之；若汗多，微发热恶寒者，外未解也，其热不潮，未可与承气汤；若腹大满不通者，可与小承气汤，微和胃气，勿令大泄下。

此阳明本经入于腑。手足汗出，大便已硬者，即正阳阳明也。脉迟、汗出微恶寒者，即前桂枝汤证也。

阳明病，潮热，大便微硬者，可与大承气汤。不硬者不与之。若不大便六七日，少与小承气汤，汤入腹中，转矢气者，此有燥屎，乃可攻之。若不转矢气者，此但初头硬，后必溏，不可攻之，攻之必腹胀不能食也。欲饮水者，与水则哕。其发热者，必大便复硬而少也，以小承气汤和之。不转矢气者，慎不可攻也。

此胃邪未作实也。不大便，与大便硬不同。不转矢气，而误攻之，遂不能食，与水则哕，故知胃气不可轻犯。如此其后发热，大便硬而少，只可小承气和之，此所以有不可攻之戒也。

伤寒，若吐若下后不解，不大便五六日，上至十余日，日晡所发潮热，不恶寒，独语如见鬼状，若剧发则不识人，循衣摸床，惕而不安，微喘直视，脉弦者生，涩者死。但发热谵语者，大承气汤主之。若一服利，止后①服。

此阳明恶候。所以详述脉症者，欲人辨剧者微者之殊

---

① 后：原作"不"，据下文文义及赵刻本《伤寒论》改。

而知用药之谨也。论曰：凡服下药，中病即止。此以热未剧，故云一服利，止后服。若上证既经吐下日久，邪热内结，正气昏冒，至不识人、循衣直视等恶候悉具，去死不远矣。所凭者，脉之可为否耳。伤寒阳胜而阴绝者死，阴胜阳绝亦然。此脉弦，知阴未绝而犹可生，涩则阴绝不可治也。

　　阳明病，其人多汗，以津液外出，胃中燥，大便必硬，硬则谵语，小承气汤主之。若一服谵语止，更莫后服。

　　论曰：实则谵语，虚则郑声。此由大便硬而谵语，以亡津液，致胃中燥耳。亡津液者，胃气多伤，不为大实，故利药通润，去谵语而止。

　　阳明病，谵语，发潮热，脉滑而疾者，小承气汤主之。因与承气汤一升，肠中转矢气者，更服一升。若不转矢气，勿更与之。明日不大便，脉反微涩者，里虚也，又难治，不可更与承气汤也。

　　微涩者，里虚之脉也。若大便利后，脉微涩，止为里虚而犹可。此不曾大便，脉反微涩，是正气内衰，为邪胜也，故曰难治。承气汤其可谬妄而施乎？

　　得病二三日，脉弱，无太阳、柴胡证，烦躁，心下硬，至四五日，虽能食，以小承气汤少少与，微和之，令小安，五六日，与承气汤一升。若不大便六七日，小便少者，虽不能食，但初头硬，后必溏，未定成硬，攻之必溏。须小便利，屎定硬，乃可攻之，宜大承气汤。

　　此以小便测大便之硬溏，为用药之消息也。小便少，犹有邪在太阳，腑气不能泌别也。不能食，寒在胃中也，故攻之必溏。至小便利而水谷分，屎定硬，邪全入胃，乃承气汤所可施也。论曰：阳明病，若中寒不能食，小便不利，手足濈然汗出，此欲作痼瘕，必大便初硬后溏。所以然者，以胃中冷，水谷不利故也。参诸此论，而脉弱不能食，其不可攻也明矣。

阳明中风在经在里在半表里辨

　　阳明中风，脉弦浮大而短气，腹都满，胁下及心痛，久按之气不通，鼻鸣①不得汗，嗜卧，一身及面目悉黄，小便难，有潮热，时时哕，耳前后肿，刺之小瘥，外不解，过十日，脉续浮者，与小柴胡汤。脉但浮，无余症者，与麻黄汤。若不尿、腹满加哕者，不治。

　　中风脉浮弦并见，则表里俱为有邪，而必审视证之表里，以为汗、下、和解，庶为不误。短气、腹满、胁下及心痛，为风热内壅，故虽久按而气亦不通也。阳明病，不得卧，自汗出，邪在表。今不得汗而嗜卧，是风热内攻，不干于表矣。身黄、小便难、潮热、哕，皆风热攻胃之症，为可下也。耳肿者，阳明脉出大迎，循颊车上耳，热胜则肿，此风热在经，刺之经气通，则小瘥。如此者，外

---

　　①　鸣：赵刻本《伤寒论》作"干"。

证罢，可用攻下。若外不解，虽过十日，脉续浮者，邪犹在半表半里，与小柴胡汤。若脉但浮，无余症者，与麻黄汤发汗。若不尿，腹满加哕者，此为关格①之疾也，故云不治。

阳明诸燥屎证

汗出谵语者，以有燥屎在胃中，此为实也，须下之。过经乃可下之，下之若早，语言必乱，以表虚里实故也。下之则愈，宜大承气汤。

水谷入胃，输化得职，则糟粕津液，各从其道而出。惟寒邪入里，变热熏蒸，地道不通，变化不行，水谷之在胃中者，乃凝聚干涩，谷气与邪气相并，以致发热烦渴，满实急痛，谵语狂乱等症见焉。故当下去之，使地道通，燥涩去而病愈也。但言胃而大小肠在其中矣，惟勿犯下早之禁耳。

阳明病，谵语，有潮热，反不能食者，胃中必有燥屎五六枚也。若能食者，但硬耳。宜大承气汤下之。

阳明中风者能食，此反不能食，以胃中燥屎碍涩也，故与能食但硬者有辨。

病人不大便五六日，绕脐痛，烦躁，发作有时者，此有燥屎，故使不大便也。

此因不大便，绕脐痛、烦躁有时，知有燥屎在大肠，

---

① 关格："关"为大小便不通，"格"为饮食即吐，并称"关格"。

故使地道不通也。大承气汤主之。

大下后，六七日不大便，烦不解，腹满痛者，此有燥屎也。所以然者，本有宿食故也，宜大承气汤。

既大下矣，复有不大便、烦满腹痛之症。盖新谷填塞，气不能行，致有燥屎，此宿食之害也。仍宜大承气汤，决去积食乃愈，所谓通则不痛也。

病人小便不利，大便乍难乍易，时有微热，喘冒不能卧者，有燥屎也，宜大承气汤。

小便利则大便硬。今大便乍难乍易，则小便不利也。不得卧者，阳明本病也。燥屎在胃中，则气逆而喘冒见，故用大承气汤降泄之。

阳明不可攻诸证

伤寒呕多，虽有阳明证，不可攻之。

呕者，热在上焦，未全入腑，故不可下。

阳明病，不能食，攻其热必呕。所以然者，胃中虚冷故也。以其人本虚，故攻其热必呕。

不能食，胃中本寒，攻其热，是复虚其胃，虚寒相搏，故令哕也。论曰：胃气虚有热，不可大攻之，热去则寒起。此之谓也。

阳明病，脉迟，食难用饱，饱则微烦头眩，必小便难，此欲作谷疸。虽下之，腹满如故。所以然者，脉迟故也。

阳明病，脉迟则邪方入里，未化为热也。胃中有寒，食难用饱，饱则头眩者，寒气与谷气相搏也。两气相搏，必小便难。谷气酝酿成热，不得泄出，身必发黄，是名谷疸。然而胃中无实热，下之祇①益其寒，腹满亦不减也。论曰脉迟未可攻者，此也。

阳明病，心下硬满者，不可攻。攻之，利遂不止者死，利止者愈。

阳明病，腹满者，为邪气入腑，可下之。心下硬满，则邪留至高，未全入腑，不可便下之。得利止者，邪气去，正气留则愈。下而利不止者，为正气脱而死。

阳明病，面合赤色，不可攻之，必发热，色黄，小便不利也。

阳明病，面色通赤者，热在经也，不可下之。下之虚其胃气，耗其津液，经中之热乘虚入胃，必发热色黄，小便不利。譬如太阳病下之早者，成结胸之类也。

阳明病，自汗出，若发汗，小便自利者，此为津液内竭，大便虽硬，不可攻之，当须自欲大便，宜蜜煎导而通之。

汗亡津液，大便虽硬，不得为里热，故小便自利。以无传邪，故无烦满之症。但肠头干燥，止可俟其欲便，用蜜导之也。

太阳病，下之，心中懊侬而烦，腹满者，大便初头硬，

---

① 祇（zhǐ纸）：只，仅仅。

后必溏，无燥屎者，不可攻，宜栀子豉汤。

此虚烦在上，邪因下早而留胸中，非胃中有聚热也，宜吐去膈中邪，不可更用攻泄之剂。

［附①］阳明病急下证

伤寒六七日，目中不了了，睛不和，无表里证，大便难，身微热者，此为实也，急下之，大承气汤。

不头痛、目痛、恶寒，此无表证也；不腹痛、发渴、谵语，此无里证也。《针经》曰：热病，目不明，热不已者死。目中不明，症近危恶，故急用大承气下之。

阳明发热汗多者，急下之，宜大承气汤。

阳明证，本自汗出，然但濈然微汗，或手足濈然汗出耳。此汗出太多，则热迫津液将竭，正气脱也，故用大承气急下之。

发汗不解，腹满痛者，急下之，大承气汤。

热病不以汗解，腹满而痛，传之急也，故宜急下。又曰：腹满不减，减不足言，当下之，大承气汤。盖腹满时减者，此为寒证，属太阴，当与温药。若大满大实，自可除下之。不减为实，属阳明，所以均主大承气也。

少阳经

少阳经者，足胆甲风木也。其经起目外眦，络于耳，分四道，下缺盆，循于胁，并正别脉，六道上下，行身之

---

① 附：此字原在上句"不可更用攻泄之剂"之后，据文义置于此处。

侧。主经营百节，流气三部。以后有太阳专主乎表，前有阳明专主乎里，此在于表里之间，故曰不从标本，从乎中治也。

少阳病

论曰：少阳病，当三四日发，其症耳聋、目眩、胸胁痛、寒热、呕而口苦咽干。以其脉从目入耳，下胸中，循胁里，故有目眩、耳聋、胸胁痛之症。《甲乙经》曰：五脏取决于胆，咽为之使，故病口苦咽干。表邪初传入里，里气上逆，则多呕。太阳之本寒，阳明之本热，少阳居其中，斯寒热往来之症，见于半表半里。

少阳脉

论曰：尺寸俱弦者，少阳受病也。其有沉紧者，太阳病转入少阳，邪将欲深入，为里虚也。有时脉浮大上关上者，三阳合病也，详列后条。若见脉微缓者，为病愈。论曰：伤寒三日，少阳脉小者，欲已也。

少阳伤寒中风为病不一证

论曰：伤寒五六日中风，往来寒热，胸胁苦满，默默不欲饮食，心烦喜呕，或胸中烦而不呕，或渴，或腹中痛，或胁下痞硬，或心下悸、小便不利，或不渴、身有微热，或咳者，与小柴胡汤主之。

五六日，邪气自表传里之时，此为越阳明而入少阳经也。论曰：伤寒中风，有柴胡证，但见一症即是，不必悉具者，正是谓或中风或伤寒也。邪在表则寒，邪在里则热，在半表半里，故寒热往来也。邪在表里之间，故胸胁满痞，未至于心腹满也。阳入三阴则静，邪方自表传里，故默默也。邪在半表半里，则不欲食，未至于邪在里之不能食也。心烦喜呕，邪在表方传里也。邪初入里，未有定处，则所传不一，故有或为之症。惟病之所传不一，故治之加减亦殊。详见小柴胡本方条中。

少阳本经自受病证

论曰：血弱气尽，腠理开，邪气因入，与正气相搏，结于胁下。正邪分争，往来寒热，休作有时，默默不欲饮食。脏腑相连，其痛必下，邪高痛下，故使呕也。小柴胡汤主之。

此少阳本经自受病也。人之气血，随时盛衰，当月郭①空之时，则为血弱气尽，腠理开疏之时也。当是时，本经自遇贼风，邪气乘虚，伤人则深，故入与正争，见诸少阳病症。下者，自外入内之义。经络与脏腑相连，气随经必传于里，故曰其痛下。邪在上焦为邪高，邪渐传里为痛下。里气与邪气相搏，逆而上行，故使呕也，与小柴胡以和解之。病属本经自受者，亦不外本经，从乎中治也。至于太阳病不解，转入少阳证，与此相似。但脉沉紧，其论已详太阳部中，当参同异。

---

① 月郭：月廓，月之轮廓。月之轮廓为光明充满，谓之月圆，或月郭满；月之轮廓光明缺蚀，仅余一线，谓之月空，或月郭空。

少阳邪传胃腑证

论曰：服柴胡汤已，渴者，属阳明也，以法治之。

此言少阳本经之邪入胃腑也。渴者，阳明病也。服小柴胡表邪已而渴，则传入阳明矣，即当用阳明法治之。

少阳传入阴经证

论曰：伤寒六七日，无大热，其人烦躁者，此为阳去入阴故也。

此言少阳传经之邪，复传于三阴也。表为阳，里为阴。无大热，则表邪尽，烦躁则邪传里，故曰阳去入阴，谓表传里也。

少阳病不传三阴证

论曰：伤寒三日，三阳为尽，三阴当受邪。其人反能食而不呕，此为三阴不受邪也。

此言少阳传经之邪，只在本经自病。能食不呕，则里气和，为不受邪，故知病不复传三阴经也。

少阳合太阳阳明病另一证

论曰：三阳合病，脉浮大，上关上，但欲眠睡，目合则汗。

前三阳合病以症分，此三阳合病以脉分。关脉以候少阳之气，太阳之脉浮，阳明之脉大，脉浮大上关上，知三阳合病也。少阴病但欲眠睡，然目合则无汗，以阴不得有汗。此欲眠睡，目合则汗，是名盗汗，乃胆热则睡，属少阳证，法主小柴胡，与杂病盗汗异也。

少阳中风忌吐下证

少阳中风，两耳无所闻，目赤，胸中满而烦者，不可吐下，吐下则悸而惊。

此少阳本经自中风之证。少阳中风，气壅而热，故见诸症，宜小柴胡汤，不可吐下。若以吐除烦，吐则伤气，气虚者悸；以下除满，则亡血，血虚者惊。此为治之逆也。

少阳伤寒忌汗证①

□

太阴经

太阴者，足脾己湿土也。其脉起于足大指之端，布腹中，贯胃，上膈，挟咽，连舌本，散舌下，其支者，复从胃别上膈，注心中。为三阴之首，主营四末。当分直中、传经受病，寒热之异。凡病自阳经发者，为外感风寒，邪从表入，则太阳先受之；病自阴经起者，为内伤生冷，饮食过多，则太阴先受之。

太 阴 病

论曰：四日太阴受之，为病腹满，嗌②干而吐，食

---

① 少阳伤寒忌汗证：本节标题位于原书卷末尾行，下无正文，原书疑有脱页。

② 嗌（yì意）：咽喉。

不下，自利益甚，时腹自痛。以其脉布胃中，络于嗌，故有腹满或痛，吐利嗌干之症。若腹满咽干，手足自温，发黄者，为传经之邪，属热；若自利不渴，或呕吐，腹常痛者，为直中太阴之邪，属寒。此为太阴寒热之辨。

太 阴 脉

论曰：尺寸俱沉细者，太阴受病也。沉细而强疾者，谓之有力，为实为热，当下；沉细而迟弱者，谓之无力，为虚为寒，当温。此二者，里证见脉也。若太阴本经受风寒者，其脉浮迟弱。

太阴本经自受风邪证

论曰：太阴中风，四肢烦疼。又曰：太阴病，脉浮者可汗，宜桂枝汤。

此太阴本经自受之风邪，所谓直中也。太阴主营四末，故病四肢烦疼。脉浮为病在经属表，故宜汗之。桂枝，太阳经表药也，中有芍药、甘草酸甘相合，甲巳化土，故入脾也。此脉浮不言无汗者，以阴不得有汗，故不必言也。不用麻黄，用桂枝者，以阴病不当更发其阳也。须知无汗亦有用桂枝者，是太阴表证也。

太阴本经自受寒邪证

论曰：自利不渴者，属太阴，以其藏有寒也。当温之，宜四逆辈。

此太阴本经自受之寒邪，亦直中也。其病在脏属里，脉必沉迟而弱，故宜温之。凡自利而渴者，属太阴，为寒在下焦；自利不渴者，为寒在中焦。在中焦者，宜用理中汤，甚则理中加附子耳。四逆甘草相合，为大热之剂，轻用则有过度之失，故仲景不言四逆汤，但言四逆辈者，欲人于温里药中消息次第求之也。

太阴受太阳病误下传入本经证

论曰：本太阳病，医反下之，因而腹满时痛者，属太阴也，桂枝加芍药汤主之；大实痛者，桂枝加大黄主之。

太阴为病，脉弱，其人续自便利，设当行大黄芍药者，宜减之，以其人胃气弱，易动故也。

此言太阳证误下而传太阴也。太阳病，脉缓有汗，当用桂枝汤，医反下之，邪因乘虚传于太阴。里气不和，表邪未罢，故腹满时痛，与桂枝汤以解表，加芍药以和里。其大实痛者，非本有实证，以其误下，脾复传胃，故用桂枝加大黄以除下之。其脉弱，续自便利者，则邪虽在里，未成大实，欲与大黄芍药攻满痛者，宜少与之，以胃气弱，易动利也。

太阴入腑欲解证

论曰：太阴中风，四肢烦疼，阳微阴涩而长者，为欲愈。

太阴中风，四肢烦疼者，风淫末疾也。表邪少则微，阳主表，故云阳微。里向和则涩而长，阴主里，故云阴涩而长。长者阳也，阴病见阳脉则生，故云欲愈。

论曰：伤寒脉浮而缓，手足自温者，系在太阴。太阴当发身黄，若小便自利，不能发黄。至七八日，虽暴烦下利十余行，必自止。以脾家实，腐秽当去故也。

太阴病，小便不利者，身当发黄，属茵陈汤证。至七八日，小便自利，大便必硬。大便硬者，为太阴入腑，传于阳明也，属调胃承气汤证，此不发黄。至七八日，暴烦下利十余行者，脾家实，腐秽当去故也。下利烦躁者死，此以脾气和，逐邪下泄，不复再传，故虽烦而利，当自止也。

太阴病误下内陷证

论曰：太阴之为病，腹满而吐，食不下，自利益甚，时腹自痛。若下之，必胸下结硬。

太阴为病，阳邪传里也。太阴之脉布胸中，邪气壅而为腹满，上不得降者，呕吐而食不下；下不得上者，自利益甚，时腹自痛。阴寒在内而为腹痛者，则为常痛。此阳邪干里，虽痛而亦不常，但时时腹自痛也。若下之，则阴邪留于胸下，为结硬。经曰：病发于阴而反下之，因作痞。此咎①在治之逆也。

---

① 咎（jiù 旧）：过失，罪过。

少阴经

少阴者,足肾癸水也。其脉起于小指之下,斜趋足心,别者贯肾络膀胱,直者从肾上贯肝膈,入肺中,循喉咙,系舌本。与膀胱同位北方,主水,故冬时寒令,非时寒气,二经最易感触。其间表里相配,多兼化相通之理,故自风邪自入与直中阴寒而外,传经变证颇繁。

少阴病

论曰:少阴受病,当五六日发,其症口燥舌干而渴,脉微细,但欲寐。以其贯肾、络肺、系舌本,伤寒热气入于脏,流于少阴之经,故舌干、口燥而渴。邪传少阴,则气行于阴,而不行于阳,故欲寐。若初起不入太阳,便入少阴,无头痛身热,便恶寒蜷卧,四肢厥冷,或腹痛自利,小便清白,脉沉迟弱,微细无力,或伏不见,此阴寒直中少阴之真阴证也。

少阴脉

论曰:尺寸俱沉者,少阴受病也。沉疾有力者为热,当下;沉迟无力者为寒,当温。论又言,脉微细者,以阳邪传里深也,亦以迟疾分寒热。

少阴本经自受风寒表证

论曰:少阴病,始得之,反发热脉沉者,麻黄附子细辛汤主之。

此邪自少阴本经而入,故云始得之。缘少阴无身热,而今有热，故云反发热。为初病，邪在经属表，故须发散。阴经受邪，非辛凉之剂可用，故与麻黄附子细辛温经发表，所谓发中有补，汗剂之重者。

论曰：少阴病，得之二三日，麻黄附子甘草汤。以二三日无里证，故微发汗也。

得病二三日，少阴初症尚在，是邪未深入，故须汗。所以微发汗者，比上症始得病不同，故去细辛，加甘草，此汗剂之轻者。

少阴寒邪随经传太阳证

论曰：少阴病，得之二三日[①]，口中和，其背恶寒者，当灸之，附子汤主之。

病得之二三日，身热已除，复背恶寒者，此少阴在经之邪，随经而传于太阳也。人身背为阳，腹为阴，阳气不足，阴寒气盛，则背为之恶寒，非若风寒在表，一身尽恶寒也，故灸之，助阳消阴，与附子汤温经散寒。背者，太阳经之界分。太阳证，背恶寒，口中燥，为热邪，故用白虎汤。此证口中和，里无热，故用附子汤。可见寒热虽殊，而脏腑相配，表里相通。所以背恶寒者，为里传表也。

少阴直中阴寒证

论曰：少阴病，身体痛，手足寒，骨节痛，脉沉者，

---

① 二三日：赵刻本《伤寒论》作"一二日"。

附子汤主之。

此阴寒直中少阴也。若脉浮，则属太阳麻黄证。今脉沉无热，知属少阴，故当与附子温经。此亦见少阴与太阳为表里，症同脉异之辨也。

［附］少阴脉沉急温法

论曰：少阴病，脉沉者，急温之，宜四逆汤。

此直中阴寒之脉也。少阴病，寒邪在经者则发之，在里者则温之，并未云急。此云急温者，以寒证已形，治之则有成法，此初头脉沉，未有形症，不知邪气所之将发何病，故急与四逆，扶阳逐阴，所谓治未病也。

少阴直中本脏真阴证

论曰：少阴病，下利脉微者，与白通汤。利不止，厥逆无脉，干呕烦者，白通加猪胆汁主之。服汤脉暴出者死，微续者生。

此阴寒直中少阴本脏也。肾主水，为胃之关，开窍于二阴。寒气中之，不能闭藏出纳，故少阴证多吐利也。下利脉微，为寒极阴胜，与白通汤，复阳散寒。服之而利不止，厥逆无脉，干呕烦者，寒气大甚，内为拒格，阳气逆乱也，故加人尿、猪胆汁于白通汤以和之。《内经》曰：逆者正治，从者反治。于热剂中，用二物咸苦寒以为向导，则其气相从，可以去拒格之寒矣。

少阴里寒阴病似阳证

论曰：少阴病，下利清谷，里寒外热，手足厥逆，脉微欲绝，身反不恶寒，其人面赤色，或腹痛，或干呕，或咽痛，或利止脉不出者，通脉四逆汤主之。

　　此亦阴寒在里，而阴证似阳者也。下利清谷，手足厥逆，脉微欲绝，为里寒；身热不恶寒，面色赤，为外热。此阴甚于内，格阳于外，不相通也。与通脉四逆，散阴通阳。

少阴受太阴传经邪下焦虚寒证

　　论曰：少阴病，欲吐不吐，心烦，但欲寐。五六日自利而渴，属少阴也，虚故引水自救。若小便色白者，少阴病形悉具。小便白者，以下焦虚有寒，不能制水，故令色白也。

　　此由太阴经传来之邪也。五六日，邪传少阴之时。欲吐不吐，心烦者，表邪传里也。以其欲寐，自利而渴，知属少阴，为寒在下焦。盖肾虚燥渴，故引水自救；下焦虚寒，故不能制水，小便色白也。《活人》云：四逆汤主之。

少阴传厥阴经寒证

　　论曰：少阴病，吐利，手足厥冷，烦躁欲死者，吴茱萸汤主之。

　　此少阴自受寒邪而传厥阴之证也。手足厥冷，则阴寒气甚。烦躁欲死者，阳气内争也。与吴茱萸汤，助阳散寒。吴茱萸汤，肝经药也。

少阴自受寒邪下利证

论曰：少阴病，二三日至四五日，腹痛，小便不利，便脓血者，桃花汤主之。

此里寒下利，病在脏也。二三日以至四五日，寒邪入里深也。腹痛者，里寒也。小便不利者，水谷不分也。下利不止，便脓血者，肠胃虚弱，下焦不固也。与桃花汤，固肠止利。

或曰便脓血者，寒变为热，迫血下行，其义亦通。

按：论又云：少阴病，下利便脓血者，可刺。此为血气留聚，至腐化则为脓血，故刺之，宣通血气。则下焦寒郁，亦能使血留聚成腐化之脓，即统从寒论可耳，而于用辛温固涩之剂亦为不悖矣。

少阴邪传手经寒变热证

论曰：少阴病，得之二三日以上，心中烦，不得卧，黄连阿胶汤主之。

二三日以上，外热已除，复心中烦，不得卧者，乃邪入于里，上合于心，寒极变热，心恶热而烦不得卧也。若自入肾，则欲寐矣。故用黄连阿胶，扶阴散热。此可见心肾同经，寒热兼化，为足传手也。

少阴受阳经所传或为证

论曰：少阴病，四逆，其人或咳，或悸，或小便不利，或腹中痛，或泄利下重者，四逆散主之。

此阳经所传也。邪在三阳，则手足热；传至太阴，则手足温；入少阴，则邪热渐深，四肢逆冷而不温；及至厥阴，则手足厥冷，又甚于四逆矣。四逆散以解传经之热，所见症不一，故云或咳或悸等病。其随症加味于四逆散中，又自有法。

少阴受阳邪挟热下利证

论曰：少阴病，下利六七日，咳而呕渴，心烦不得眠者，猪苓汤主之。

此阳邪所传挟热而利也。下利呕渴，心烦不得眠，知邪入里而协热也。猪苓汤，渗泄小便，分别水谷。

论曰：复不止，当利其小便者，此也。

愚按：肾主水，为胃之关，本经为邪所壅，则开阖失职，故令水谷不分而邪得以上干于心，此心烦不得眠之症所由来也。分利之则利止烦去，心肾俱宁矣。

少阴急下三证

论曰：少阴得病①之二三日，口燥咽干者，急下之，宜大承气汤。

此少阴经自受邪与手经相合者。二三日，势之急也，口燥咽干，热甚于里，煎熬真阴，肾精干涸。故宜急下，以救肾水也。

论曰：少阴病，自利清水，色纯青，心下必痛，口干燥者，急下之，宜大承气汤。

此少阴邪传厥阴也。自利色青，肝乘肾也；心下痛，燥屎也。故宜急下。

论曰：少阴病，六七日，腹胀不大便者，急下之，宜大承气汤。

此少阴入阳明胃腑也。胃，土也。腹胀不大便，地道不通，胃土壅塞也。急下之，以去土之敦阜①，救水之枯涸也。

少阴表邪传里分吐温灸三证

论曰：少阴病，饮食入口则吐，心中嗢嗢②欲吐，复不能吐。始得之，手足寒，脉弦迟者，此胸中实，不可下也，当吐之。若膈上有寒饮，干呕者，不可吐也，宜温之，四逆汤。

此表邪传里之证也。少阴之脉，从肺出络心注胸中。邪既留于胸中不散者，饮食入口则吐，心中嗢嗢欲吐。阳受气于胸中，邪留胸中，则阳气不得宣发于外，是以始得之手足寒，脉弦迟。此是胸中邪实，不可下，而当吐。其膈上有寒饮，亦使人心中嗢嗢，而手足寒。吐则物出，呕则物不出，吐与呕别焉。胸中实则吐而物出，膈上有寒饮，则但干呕而不吐也。此不可吐，可与四逆汤，以温

---

① 敦阜：高而厚。敦，厚也；阜，高也。土余，故高而厚。
② 嗢（wà 袜）嗢：象声词，反胃欲呕的声音。赵刻本《伤寒论》作"温温"，《千金要方》作"愠愠"。

其膈。

论曰：少阴病，下利，脉微涩，呕而汗出，必数更衣，反少者，当温其上，灸之。

表邪传里，里有虚寒则呕利之症并见。脉微为亡阳，涩为亡血。下利呕而汗出，亡阳又亡血也。津液不足，里有虚寒，必数更衣反少者，温其上，以助阳也，灸之以消其阴。

少阴里病水气证

论曰：少阴病，二三日不已，至四五日，腹痛，小便不利，四肢沉重疼痛，自下利者，此为有水气。其人或咳，或小便不利，或下利，或呕者，真武汤主之。

此少阴自病夹水气者也。水气泛溢，故有或为之症。少阴二三日，邪气犹浅，至四五日，则邪气已深。肾主水，肾病不能制水，水饮停为水气。腹痛者，寒湿内甚也。四肢疼痛沉重，寒湿外甚也。小便不利，自下利者，湿胜而水谷不别也。《内经》曰：湿胜则濡泄。与真武汤，益阳气，散寒湿。

按：太阳表证有水气者，小青龙汤。少阴里证有水气者，真武汤。六经中惟肾与膀胱主水，故二经有水气之证，但分表里而用温药耳。

少阴咽痛诸证

论曰：病人脉阴阳俱紧，反汗出者，亡阳也，此属少阴。法当咽痛，而复吐利。

此少阴自受寒邪，似太阳而见咽痛之证也。脉阴阳俱紧，乃太阳伤寒脉，法当无汗，麻黄汤证是也。今反汗出，为亡阳，知属少阴伤寒也。法当咽痛复吐利者，盖少阴之脉，循喉咙，寒气客之，必发咽痛。肾司开阖，主下焦，寒邪内甚，则开阖不职，下焦不约，而又下利也。用四逆汤治之。

论曰：少阴病，咽中痛，半夏散及汤主之。

此寒客少阴经而咽痛也。寒淫平以辛热，故用桂枝以散经寒，甘草以缓正气。

论曰：少阴病，下利咽痛，胸满似烦者，猪肤汤主之。

此邪自阳传于少阴而为咽痛也。少阴之脉，从肾贯肝鬲，入肺中，循喉咙。其支别者，从肺出，络心注胸中。故阴虚客热，病见于经中，为下利胸满心烦之咽痛证也。与猪肤汤，调阴散热。

论曰：少阴病，咽中伤，生疮，不能语言，声不出者，苦酒汤主之。

此传经之热伤于络脉而为咽痛也。热伤于络，则经热干燥，使咽中伤，生疮，不能言，语声不出。与苦酒汤，解络热，愈咽疮。

论曰：少阴病，二三日，咽痛者，可与甘草汤。不瘥者，与桔梗汤。

此亦阳邪传于少阴，邪热为咽痛也。少阴客热，故服甘草以缓之。不瘥者，是寒热相搏，与桔梗汤，开搏结以和少阴之气。

少阴病欲解三证

论曰：少阴病，八九日，一身手足尽热者，以热在膀胱，必便血也。

此少阴之邪复传太阳而欲解也。膀胱太阳也，少阴与太阳为表里传，下血则邪出乃愈。其血不下者，小腹必硬痛，此为抵当汤证矣。

论曰：少阴病，脉紧，至七八日，自下利，脉暴微，手足反温，脉紧反去者，为欲解也。虽烦下利，必自愈也。

此少阴传经尽欲解也。少阴脉紧为寒甚。七八日，为传经尽欲解之时。自下利，脉暴微者，寒气得泄也。若阴寒胜正，阳虚而泄者，则手足厥而脉紧不去。今手足反温，脉紧反去者，知阳气复，寒气去，故为欲解。下利烦躁为逆，此正胜邪微，故虽烦下利必愈。

论曰：少阴中风，脉阳微阴浮者，为欲愈。

此少阴中风欲解之候也。少阴中风，阳脉当浮而微者，表邪缓也。阴脉当沉而浮者，里气和也。阳中有阴，阴中有阳，阴阳调和，故为欲愈。

少阴病可治三证

论曰：少阴病，下利，若利自止，恶寒而蜷卧，手足温者，可治。

少阴下利，恶寒蜷卧，此寒极而阴胜也。利自止，手足温，则里气和而阳气得复，故为可治。

论曰：少阴病，恶寒而蜷，时自烦，欲去衣被者，可治。

恶寒而蜷，阴寒甚也，时自烦，欲去衣被，为阳气得复，故可治。

论曰：少阴病，吐利，手足不逆冷，反发热者，不死。脉不至者，灸少阴七壮。

少阴吐利，烦躁四逆者死。今吐利，手足不逆冷，为阳气不衰，故反发热而得生。脉不至者，吐利暴虚也，灸之以通其脉。

少阴病不治六证

论曰：少阴病，恶寒身蜷而利，手足逆冷者，不治。

此内外寒极，纯阴无阳，故不治。

论曰：少阴病，吐利烦躁，四逆者死。

吐利，寒甚于里。四逆，寒甚于表。烦躁则阳气欲绝，是知死矣。

论曰：少阴病，下利止而头眩，时时自冒者死。

下利止则水谷竭，眩冒则阳气脱，故死。

论曰：少阴病，四逆恶寒而身蜷，脉不至，不烦而躁者死。

四逆恶寒身蜷，则寒甚。脉不至，则真气绝。躁，乱也，若愤躁之躁。由烦而躁，则热来有渐，不烦而躁，是气欲脱而争也，譬若灯将灭而暴明，其能久乎！

论曰：少阴病，六七日，息高者死。

肾为生气之原，呼吸之门，六七日不愈，而息高者，生气断绝也。

论曰：少阴病，脉微细沉，但欲卧，汗出不烦，自欲吐，至五六日自利，复烦躁不得卧寐者死。

阴气方盛，至五六日，传经尽，阳气得复则愈。反更自利，烦躁不得卧，寐则弱阳不能复，病胜脏，故死。

少阴病不可汗证

论曰：少阴病，脉细沉数，病为在里，不可发汗。

少阴脉沉发热为在表，故用麻黄附子细辛汤。此脉沉细数，为热在里。虽沉细而兼有热数之形，故宜下，不当发汗也。

少阴病不可汗复不可下证

论曰：少阴病，脉微，不可发汗，亡阳故也；阳已虚亡①，脉弱涩者，复不可下之。

脉微为阳虚，不可汗，汗之则亡阳。尺脉弱涩为阴虚，不可下，下之则亡阴。宜四逆汤，温经养正。

少阴强发汗致逆证

论曰：少阴病，咳而下利谵言者，被火劫故也。小便必难，以强责少阴汗也。

---

① 亡：赵刻本《伤寒论》无"亡"字。

咳而下利，里寒而亡津液也。反以火劫强责少阴之汗，使津液内竭，加火气烦之，故谵语、小便难也。小便利者犹可治。太阳病中风，被火劫亦谵语、小便难，表里不同也。

论曰：少阴病，但厥无汗，而强发之，必动其血，未知从何道出，或从口鼻，或目出，是名下厥上竭，为难治。

但厥无汗，热行于里也。而强发汗，虚其经络，热乘经虚，迫血妄行，从虚而出，或从口鼻，或从目出。诸厥者，皆属于下。但厥为下厥，血亡于上为上竭。伤气损血，邪盛正虚，故为难治。

厥阴经

厥阴者，足肝乙木也。其脉起于足大指上，循足跗，环阴①器，挟胃络胆，上贯膈，循咽喉，上出，与督脉会于巅。在六经之后，两阴交尽，穷传变之机缄②，还接太阳，复营卫之生气。阴阳顺逆，消息③最微。

厥 阴 病

论曰：厥阴受病，当六七日发，其症烦满、囊缩、舌卷、耳聋、消渴。以其脉循阴噐，络于肝，循喉咙，挟舌本，故有烦满、囊缩、舌卷诸症，此为传经之邪。若初

① 阴：原脱，据《灵枢·经脉》篇补。
② 机缄（jiān 兼）：犹关键。指事物变化的要紧之处。
③ 消息：消长，增减。

源集

六三

病，更无热恶寒、四肢冷、头痛、面青、身如被杖、小腹绞痛、囊缩、口吐涎沫，或下利、小便清白，脉沉迟微弱者，是阴寒直中本经之真阴证也。在经在脏，以温里为主。

仁斋云：妇人则乳缩。

厥阴脉

论曰：尺寸俱微缓者，厥阴受病也。然微缓中视浮沉为病之盛衰。经曰：脉微缓者，以热邪内甚，兼风化也。缓者风脉也，肝为风木，若脉沉缓为病未已。若得浮缓之脉，浮则邪还于表，缓则脾胃气和，不再受克，邪无所容，否极泰来，水升火降，必寒热作而出汗解也。

厥阴病在经在脏并传经寒厥诸证

论曰：手足厥寒，脉细欲绝者，当归四逆汤主之。若其人内有久寒者，宜当归四逆加吴茱萸生姜汤主之。

此厥阴自受寒之阴证，为病在经。手足厥寒者，阳气外虚，不温四末。脉细欲绝者，阴血内弱，脉行不利。与当归四逆，助阳生脉。

论曰：伤寒脉微而厥，至七八日肤冷，其人躁无暂安者，此为脏厥，非为蛔厥也。蛔厥者，其人当吐蛔。今病者静，而复时烦，此为脏寒，蛔上入膈，故烦，须臾复止，得食而呕，又烦者，蛔闻食臭出，其人当吐蛔。蛔厥者，乌梅丸主之。

此厥阴本经自受伤寒也，为病在脏。若不吐，躁无暂安时者，此名脏厥。脏厥者死，阳气绝也。若吐蛔、时静，此名蛔厥。病人脏寒胃虚，蛔动上膈，闻食臭而出，与乌梅丸，温脏安蛔。

论曰：大汗出，热不去，内急拘①，四肢疼，又下利厥逆而恶寒者，四逆汤主之。

此汗后亡阳传厥阴虚证也。大汗出，则热当去，热反不去者，亡阳也。内急拘、下利者，寒甚于里；四肢疼，厥逆而恶寒者，寒甚于表。与四逆汤，复阳散寒。

论曰：大汗，若大下利而厥冷者，四逆汤主之。

此汗下后，阳虚阴胜传厥阴也。大汗若大下，内外虽殊，其亡津液、损阳气则一也。阳虚阴胜，故生厥冷。与四逆汤，固阳退阴。

论曰：病者手足厥冷，言我不结胸，小腹满，按之痛者，此为冷结膀胱关元也。

此厥阴寒邪内传太阳膀胱也。手足厥，不结胸，知里无热也。小腹满，按之痛，下焦冷结也。治法亦不外温里助阳消阴而已。

厥阴传变胜复热厥诸证

论曰：伤寒脉滑而厥者，里有热也，白虎汤主之。

此阳明经热传厥阴之厥证也。滑者，阳脉也。但厥无他症，变不至甚也。从阳明经来者，故但以阳明药解之。

---

① 急拘：赵刻本《伤寒论》作"拘急"。

论曰：伤寒始热六日，厥反九日而利。凡厥利者，当不能食，今反能食者，恐为除中①。食②以索饼③，不发热者，知胃气尚在，必愈，恐暴热来出而复去也。后三日脉之，其热续在者，期之旦日④夜半愈。所以然者，本发热六日，厥反九日，复发热三日，并前六日，亦为九日，与厥相应，故期之旦日夜半愈。后三日脉之而脉数，其热不罢者，为热气有余，必发痈脓也。

此热厥而利，分能食、续热、热不罢三候也。始发热，邪在表也。至六日，邪传厥阴，阴气胜者，作厥而利，厥反九日。阴气胜当不能食，反能食者，恐为除中。除中者，邪甚除去胃气，胃引谷自救，故暴能食，去死近也。今以索饼试之，如胃气绝，则得面必发热；若不发热者，胃气尚在也，故愈。《金匮要略》曰：病人素不能食而反暴思之，必发热。恐其寒极变热，因暴热来而复去，使之能食耳。后三日脉之，其热续在者，阳气胜也，期之旦日夜半愈。若旦日不愈，后三日脉数而热不罢者，为热气有余，必发痈脓。经曰：数脉不时，则生恶疮。

论曰：伤寒病，厥五日，热亦五日，设六日当复厥，不厥者自愈。厥终不过五日，故知自愈。

阴胜则厥，阳胜则热。厥热皆五日，则阴阳互胜。至

① 除中（zhōng 钟）：指胃气垂绝而反欲食的危象。
② 食（sì 四）：给东西与他人吃。
③ 索饼：面条，以麦粉做成的条索状食品。
④ 旦日：第二日。

六日，当厥不厥，是阳全胜，故自愈。

论曰：伤寒厥四日，热反三日，复厥五日，其病为进。寒多热少，阳气退，故进也。

伤寒阴胜者先厥，至四日邪传里，重阴必阳，却热三日，七日传经尽当愈。若不愈而复厥者，传作再经，至四日则当复热。若不复热，至五日热①不除者，阴胜于阳，其病为进。

论曰：发热四日，厥反三日，复热四日，厥少热多，其病为愈。四日至七日，热不除者，其后必便脓血。

发热，邪在表也，至四日后厥者，邪传之阴也。后三日，复传阳经则复热，邪微阳胜，其病当愈。至七日，传经尽，热除则无余症。若热不除，为热邪有余内抟②厥阴之血，其后必大便脓血，宜黄芩汤。

论曰：伤寒热少厥微③，指头寒，默默不欲食，烦躁，数日小便色白者，此热除也，欲得食，其病为愈。若厥而呕，胸胁烦满者，其后必便血。

指头寒者，是厥微热少也。默默不欲食，烦躁者，邪初传里也。数日之后，小便色白，里热去，欲得食，胃气已和，其病为愈。厥阴之脉，侠胃贯膈、布胁肋，厥而呕，胸胁烦满者，传邪之热甚于里也。厥阴肝主血，后数

---

① 热：疑误，据文义当为"厥"字。
② 抟（tuán 团）：聚集。
③ 厥微：赵刻本《伤寒论》作"微厥"。

日热不去，又不得外泄，迫血下行，故必便血。当呕而烦满之时，宜大柴胡汤；至便血，则桃花汤主之。

论曰：伤寒先厥，后发热而利者，必自止，见厥复利。

阴气盛，则厥逆而利，阳气复，则发热，利必自止。厥则阴气还胜而复利也。

论曰：伤寒先厥后发热，下利必自止，而反汗出，咽中痛者，其喉为痹。发热无汗而利必自止，若不止，必便脓血。便脓血者，其喉不痹。

先厥而利，阴寒气胜也。寒极变热，后发汗，下利必自止。而反汗出，咽中痛者，其喉为痹，热气上行也。发热无汗，而利必自止。利不止，必便脓血者，热气下行也。热气下而不上，故其喉不痹。咽痛者，桔梗汤；便脓血者，桃花汤。

论曰：伤寒，一二日至四五日而厥者，必发热。前热者后必厥，厥深者热亦深，厥微者热亦微。厥应下之，而反发汗者，必口伤烂赤。

前厥后发热者，寒极生热也；前热后厥者，阳气内陷也。厥深热深，厥微热微，随阳气陷之浅深也。热之伏深，必须下去之，反发汗者，引热上行，必口伤烂赤。《内经》曰：火气内发，上为口糜。应下之时，宜用大柴胡汤，至于口糜，则又从上而治。

论曰：伤寒厥而心下悸者，宜先治水，当服茯苓甘草汤，却治其厥。不尔，则水渍入胃，必作利也。

《金匮要略》曰：水停心下，甚者则悸。厥虽寒胜，然以心下悸，为水饮内甚，先与茯苓甘草汤，治其水而后治其厥。若先治厥，则水饮渍入胃必下利。

论曰：病人手足厥冷，脉乍紧者，邪结在胸中。心中满而烦，不能食者，病在胸中，当吐之，宜瓜蒂散。

此少阴病传厥阴也。手足厥冷者，邪气内陷也。脉紧牢者，为实，邪气入腑则脉沉。今脉乍紧，知邪结在胸中为实，故心下痛而烦。胃中无邪则喜饥，以病在胸中，虽饥而不能食。与瓜蒂散，以吐胸中之邪。

［附］阴阳二厥辨

论曰：凡厥者，阴阳①不相顺接，便为厥。厥者，手足逆冷是也。

戴氏曰："阴阳之病，皆能发厥，故有阳厥，有阴厥，皆病之深也。"初得病，头不痛，四肢逆冷，足多挛，卧而恶寒，或自汗，引衣盖覆，不渴，或利清谷，或小便自调，人多惺惺②而静，此寒厥也。是为阴中之阴，宜四逆汤、附子理中汤。若初得病，头痛身热，外别有阳证，至五六日，方发厥，其人虽厥，或畏热，或饮水，或扬手掷足，烦躁不得卧，大便秘，小便赤，多昏愦③者，此热厥

---

① 阴阳：赵刻本《伤寒论》后有一"气"字。
② 惺惺：清醒貌。
③ 昏愦（kuì 溃）：头脑昏乱，神志不清。

也。是为阴中之阳，宜白虎汤、承气汤。热厥虽手足冷，而指甲却温暖，不若寒厥并指甲俱冷也。

近有阳病，自腰以上极热，两脚常冷。盖三阴脉上不至头，故头不疼；三阳脉下不至足，故足冷也。

王氏曰：仲景言四逆与厥者非一。或曰四逆，或曰厥，或曰厥逆，或曰厥冷、厥寒，或曰手足逆冷、手足厥逆、手足厥冷、手足厥逆冷，俱是言寒冷耳。故厥逆二字，每每互言未常分。逆为不温，厥为冷也。但四肢与手足却有分：以四字加逆字之上者，是通指手足臂胫以上言也；以手足加厥逆、厥冷等上及无手足字者，是独指手足言。

厥阴呕哕属寒证

论曰：呕而脉弱，小便复利，身有微热，见厥者难治。四逆汤主之。

此厥阴本脏病也，属寒。呕而脉弱，为邪气传里。呕则气上逆，当小便不利，今小便复利者，里虚也。身有微热，见厥者，阴胜阳也，此为难治。与四逆汤，温里助阳。

论曰：干呕，吐涎沫，头痛者，吴茱萸汤主之。

此亦厥阴寒邪在里也。干呕，吐涎沫者，里寒也。病不在表，而此云头痛者，寒气上攻也。与吴茱萸，温里散寒。

厥阴呕哕属热证

论曰：呕而发热者，小柴胡汤主之。

此少阳之邪传厥阴也，属热。经曰：呕而发热者，柴胡证具。

经曰：呕家有痈脓者，不可治呕，脓尽自愈。

此厥阴木邪上干胃土也。胃与大肠，皆属阳明。阳邪传于厥阴，厥阴肝经主血，血为热近，腐而为脓，入胃则呕脓血，入大肠则下脓血，皆厥阴传阳明也。

论曰：伤寒，哕而腹满，视其前后，知何部不利，利之则愈。

哕而腹满，气上而不下也。视其为前部小便不利，则利小便，为后部大便不利，则利大便。当自愈。

厥阴误下而成呕哕证

论曰：本自寒下，医复吐下之，寒格①更吐逆下；若食入口即吐，干姜黄芩黄连人参汤主之。

此吐下之逆也。伤寒邪自传里，为本自寒下。医复吐下，损伤正气，寒气内为格拒。经曰：格则吐逆。食入口即吐，谓之寒格。与干姜反佐芩连，以通寒格，人参复其正气。

论曰：伤寒大吐大下之，极虚，复极汗出者，以其人外气怫郁，复与之水，以发其汗，因得哕。所以然者，胃

---

① 寒格：指上热与下寒相格的证候。

中寒冷故也。

大吐大下，胃气已极虚，又复极发汗，亡其阳气。外邪怫郁于表，则身热，医与之水以发其汗，胃虚得水，虚寒相搏，故成哕也。

厥阴下利俱寒证

论曰：下利腹胀满，身体疼痛者，先温其里，乃攻其表。温里宜四逆汤，攻表宜桂枝汤。

下利腹满，里有虚寒。身体疼痛，为表未解。里急表缓，故先温之，使利止里和，后以桂枝解表，此先后法也。

论曰：下利，脉沉而迟，其人面少赤，身有微热，下利清谷者，必郁冒汗出而解，病人必微厥。所以然者，其面戴阳，下虚故也。

下利清谷，脉沉迟，里有寒也；面少赤，身有微热，表未解也。表邪欲解，临汗之时，以里先虚，必郁冒，然后汗出而解。病人微厥者，《针经》曰：下虚则厥，法当温里耳。

论曰：下利清谷，里寒外热，汗出而厥者，通脉四逆汤主之。

下利清谷，为里寒；身热不解，为外热。汗出而厥，为阳气通行于外，阳大虚也。与通脉四逆，以固阳气。

论曰：下利后脉绝，手足厥冷，晬时①脉还，手足温者生，脉不还者死。

晬时，周时也。周时脉出厥愈，为阳气复，故愈。不尔，则为阳绝矣。

厥阴下利俱热证

论曰：热利后重②者，白头翁汤主之。

此阳邪入里，协热而利也。利则津液少，热则伤气，气虚不利致后重者，与白头翁汤，散热厚肠。

论曰：下利欲饮水者，以有热故也，白头翁汤主之。

此与少阴自利而渴相似。凡自利不渴，为脏寒，下利饮水，为有热，故温凉之剂不同。

论曰：下利谵语者，有燥屎也，宜小承气汤。

此厥阴邪入胃腑也，与下利清水证相似。厥阴之病，消渴，饮水多，其水自肠间渗出。而邪在胃中，为胃实，经曰：实则谵语，故知有燥屎也。与小承气汤涤之。

论曰：下利后更烦，按之心下濡者，为虚烦也，宜栀子豉汤。

此阳经利后入厥阴之邪也。厥阴经脉，贯膈布胸胁，邪气乘虚客于胃中。按之濡，知为虚烦也。高者越之，故宜吐。

论曰：下利，寸脉反浮数，尺中自涩者，必清脓血。

---

① 晬（zuì 最）时：一昼夜。
② 后重：赵刻本《伤寒论》作"下重"。

下利者，脉当沉而迟，反浮数者，里有热也。涩为无血，尺中自涩者，为血散也。随利而下，故清脓血。《脉经》曰：清者，厕也。

论曰：下利，脉数而渴者，今自愈。设不瘥，必清脓血。

经曰：脉数不解，而下不止，必协热便脓血，以热迫血下行也。

论曰：下利，有微热而渴，脉弱者，今自愈。

下利阴寒之疾，反大热者为逆。有微热而渴，里气方温也。脉弱者，阳气得复也。必自愈。

论曰：下利，脉沉弦者，下重也；脉大者，为未止；脉微弱数者，为欲自止，虽发热，不死。

沉为在里，弦为拘急，里气不足，是主下重。大则病进，此利未止。脉微弱数者，邪气微而阳气复，为欲自止，虽发热止，由阳胜非大逆也。

论曰：下利，脉数，有微热汗出，今自愈。设复紧为未解。

下利，阴病也。脉数，阳脉也。阴病见阳脉者生，微热汗出，阳气得通也。设复紧，阴气犹胜，故云未解。

厥阴下利难治不治诸证

论曰：伤寒六七日，大下后，寸脉沉而迟，手足厥逆，下部脉不至，咽喉不利，唾脓血，泄利不止者，为难治。麻黄升麻汤主之。

伤寒六七日，邪传厥阴之时。大下之后，下焦气虚，阳气内陷。寸脉迟而手足厥逆，下部脉不至。厥阴之脉，贯膈，上注肺，循喉咙。在厥阴随经入肺，因亡津液，遂成肺痿，咽喉不利而吐脓血也。《金匮要略》曰：肺痿之病，被快药下利，重亡津液，故得之。若泄利不止者，为里气大虚，故云难治。与麻黄升麻汤，以调肝肺之气。

论曰：发热而厥，七日下利者，为难治。

发热而厥，邪传里也，至七日传经尽，则正气胜邪，当汗出而解。反下利，则里虚邪胜，为难治。

论曰：下利，手足厥冷，无脉者，灸之不温，脉不还，反微喘者，死。

下利，手足冷，无脉，阴气胜而阳大虚也。灸之，手足脉还，则阳气复，为欲愈。脉不还，为阳已绝。反微喘者，阳气脱也。

论曰：伤寒发热，下利至甚，厥不止者，死。

《金匮要略》曰：六腑气绝于外者，手足寒，五脏气绝于内者，利下不禁。发热为邪气独甚，利甚厥不止，为五腑六脏①气绝故也。

论曰：伤寒六七日不利，便发热而利，其人汗出不止者，死。有阴无阳故也。

伤寒六七日，为邪正争之时，正胜则生，邪胜则死。

---

① 五腑六脏：疑"五脏六腑"之误，但《难经·三十九难》中亦有"五腑"与"六脏"之说。

始不下利，而暴忽发热、下利、汗出不止者，邪胜正，阳气脱也，故死。

论曰：伤寒下利，日十余行，脉反实者死。

下利者，里虚也，脉当微弱。反实者，病胜脏也，故死。《难经》曰：脉不应病，病不应脉，是为死病。

厥阴治逆诸证

论曰：厥阴之为病，消渴，气上撞心，心中疼热，饥而不欲食，食则吐蛔，下之利不止。

邪自太阳传至太阴，则腹满而嗌干，未成渴也。邪至少阴者，口燥舌干而渴，未成消也。至厥阴成消渴者，热甚能消水也。饮水多而小便少者，谓之消渴。火生于木，肝气通心，厥阴客热，气上撞心，心中疼热。伤寒六七日，为厥阴受病之时，为传经尽，则当入腑。胃虚客热，饥不欲食，蛔在胃中，无食则动，闻食臭而出，得食吐蛔，此热在厥阴经也。若便下之，虚其胃气，厥阴木邪相乘，必吐下不止。论曰：厥阴病，渴欲饮水者，少少与之愈。又曰：凡得病，反能饮水，此为欲愈。观此消渴，不当犯下明矣。

论曰：诸四逆厥者，不可下之，虚家亦然。

四逆者，四肢不温也。厥者，手足冷也。皆阳气少而阴气多，故不可下。虚家下之，是为重虚，虚者十补勿泻也。

论曰：伤寒五六日，不结胸，腹濡，脉虚复厥者，不可下，此欲亡血，下之死。

伤寒五六日，邪气当作里实之时，若不结胸而腹濡者，里无热也。脉虚者，亡血也。复厥者，阳气少也，不可下，下之则重虚，泻其气乃死。

论曰：下利清谷，不可攻表，汗出必胀满。

此四逆汤证也。下利胃气已虚，复汗之，亡胃中津液，愈虚其气，故胀满。

论曰：伤寒脉迟六七日，而反与黄芩汤彻其热。脉迟为寒，今与黄芩汤，复除其热，腹中应冷，当不能食，今反能食，此名除中，必死。

伤寒脉迟，六七日为寒气已深，反与黄芩汤寒药，两寒相搏，腹中当冷，冷不消谷，则不能食，反能食者，除中也。四时皆以胃气为本，胃气已绝，故云必死。

流　集

证治分条

发热总论

伤寒发热者，谓无休止时也。与潮热不同，潮热者，止作有时，如潮汐之不失其时也。与寒热不同，寒热者，寒已而热，热已而寒，寒热相继而发也。若发热不恶寒而渴者，为温病。发汗已，身体灼热者，为风温。若初发热，手或微厥，下利清谷，此为阴证也。头疼发热，身不疼痛者，伤食证也。不恶寒，身不痛，头不疼，脉不紧，但烦热者，虚烦也。此发热之辨也。翕翕发热者，谓如合羽所覆，明其热之在表也。蒸蒸发热者，谓若熏蒸之蒸，明其热之在里也。在表者，风寒客于皮肤，阳气怫郁所致，宜汗之。在里者，阳邪下陷入阴中，宜下之。其在半表半里者，表里俱发热，但热轻于纯在表者，宜和解之。其在少阴厥阴发热者，谓之反发热，温经救里，各有治条。惟太阴无发热之症。阳经阴经证治诸论已详于源集中矣，而此又分标其目，详注于后，以便参稽焉。若厥逆躁不得卧者，热而利汗不止者，脉阴阳俱虚热不止者，下利发热，汗后复发热，脉躁疾，不为汗衰，狂言不能食，阴阳交者，并死。此则发热不治之候也。

阳经发热

太阳病，发热恶风寒，自汗出者，卫中风也。风伤卫，卫中表邪实而发热，所谓中风即发热也。法当解肌散邪，毋侵动荣血，桂枝汤主之。

太阳病，发热，恶风无汗者，荣受寒也。寒伤荣，荣中之邪不能即发，郁久而热，当用轻扬以发闭实之邪，麻黄汤主之。汤中兼用桂枝者，并撤脉外之邪，以和卫也。

中风发热，脉浮紧，不汗出而烦躁者，中风见寒脉也。风寒两伤，荣卫俱病，其热为甚。须合风寒并解之药，乃足以治荣卫两伤之邪，大青龙汤主之。

伤寒发热，脉浮缓，身重，无少阴证者，伤寒见风脉也。此亦荣卫两伤，治法亦主大青龙汤。但此药为发汗重剂，最宜审用。若脉弱、汗出、恶风者误服之，则筋惕肉瞤。故先贤于此两证多主桂麻各半汤。

发热，头疼，脉反沉者，此太阳虚寒证也。为病在本，宜救里，四逆汤主之。

阳明病，发热汗出，不恶寒，反恶热者，表罢入里也。阳明胃土，万物所归，热聚于腑，无所复传。惟热蒸汗多，急下之，以存津液，则不变他证，宜大承气汤。脉若实者，调胃承气汤。

少阳病，发热，脉弦细，头痛者，邪半在表半在里也。不可发汗，发汗则亡胃中津液，邪因入胃。宜和解之，小柴胡汤。

中风，发热六七日不解而烦，有表里证，渴欲饮水，水入即吐，名曰水逆。此由心经受热而小肠不利也。利其水，热乃愈，宜五苓散。发热烦渴，小便赤者，此为表里俱见，亦主五苓散。

脉浮，发热，无汗而渴，表未解也，宜表里和解，小柴胡去半夏加人参栝蒌汤。若大渴欲饮水，无表证者，当专散里热，白虎加人参汤主之。

发热，口干鼻燥，能食者，欲作衄。阳明之脉，起于鼻，络于口，此热在阳明经也。里无邪，故能食。经中热甚，则逼血妄行，是知欲衄。宜解经热，黄芩汤。

阴经发热

少阴病，始得之，反发热脉沉者，此少阴本经自中邪也。少阴脉沉，本不当有身热，而今发热，故云反发。始得之在经，宜温散，麻黄附子细辛汤主之。

少阴病，里寒外热，下利清谷，厥逆，脉微欲绝，或利止，脉不出者，此亦本经里寒而外反发热也。下利厥逆，脉欲绝，则救里急矣，宜四逆汤倍加干姜，名曰通脉四逆汤。

厥阴病，里寒外热，下利清谷，脉浮而迟者，此里寒而表有邪也。亦以救里为急，四逆汤主之。

汗后发热

太阳病三日，发汗不解，蒸蒸发热者，属胃也。伤寒发汗后，恶风寒者为虚；不恶寒，反恶热者，里实也。宜疏里和胃，调胃承气汤主之。

发热汗解，半日许复发热，烦躁，脉浮数大者，表未解也。可更发汗，宜桂枝汤。

发热，汗出不解，心下痞硬，呕吐而利者，表未和而里又实也。宜表里双撤，大柴胡汤。

发汗后，仍热，心悸头眩，身瞤动，振振欲擗地者，其人内有水气也。悸眩身动，水气凌心，汗后气虚，热不能敛。宜助阳逐水，真武汤主之。

大汗出，热不去，内拘急，四肢疼，下利厥逆，恶寒者，汗出亡阳也。汗大出，令阳散越于外而不复。斯热不去，拘急下利厥寒之症并集，则里虚极矣，可不急复其阳乎？宜四逆汤。

发汗后，身灼热，脉浮汗出，身重多眠，鼻鼾者，此风温病也。风温相合，则卫伤气昏，故汗出多眠，气壅则鼻鼾鸣。宜白术汤。身重者，防己汤。

脉浮发热，反灸之，因火而动，劫伤其阳，飞越于上，必咽燥吐血。宜导火还原，四逆汤。

下后发热

太阳病，先发汗，热不解，而复下之，脉浮者不愈。浮为在外，而反下之，故令不愈。脉浮为在外，仍当解外则愈，桂枝汤主之。

汗下后，仍发热，头疼，心下满，小便不利者，此为水饮内蓄也。饮家头痛，不须攻表，但饮尽自安。且水饮行，腹满亦减，而热亦除。宜桂枝去桂加茯苓白术汤。

发热，复下，恶寒发热无休止时者，此荣卫俱虚也。汗伤气，下伤血，荣卫失其所育，故恶寒发热无休止时。中藏者荣卫之本，宜温养中土，以滋益荣卫，则病愈。用小建中汤。

大下后，身热不去，心中结痛①者，邪陷而表未解也。大下之而表热不除，心中结痛，邪陷胸中，未全入里。宜涌越之，栀子豉汤。

医以丸药大下之，身热不去，微烦者，亦邪留胸中，而未深入也。丸药如甘遂巴豆之类，不能除热，但损正气，使邪乘虚内陷，故微烦。宜涌邪扶正，用栀子干姜汤。

阳明病，下之，其外有热，心中懊憹，但头汗出者，此亦表未罢，而邪热因下内陷也。邪之入亦未深，故但心中懊憹。热自胸中，熏蒸于上，故但头汗出。宜涌吐虚烦，栀子豉汤。

血证发热

发热七八日，脉浮数，消谷，不大便者，此下焦有瘀血也。发热日久，脉虽浮数，可下。或失下，或已下

---

① 心中结痛：指心中因于火邪郁结而作疼痛。

不解，数脉尚在，热在荣中，胃虚协热，消谷善饥，六七日不大便，则血不得泄，必蓄在下焦为瘀。宜抵当汤下之。

妇人伤寒，发热，经水适来适断者，此为热入血室。其血必结，故病有单发热及发寒热如疟状，作止有时，昼则分明，夜则谵语如见鬼祟，小柴胡汤主之。单发热者，加丹皮。寒多者，用柴胡桂枝干姜汤。脉实，脐下痛者，桃仁承气与抵当丸选用，未可比不犯胃气及上二焦之法也。此证不独妇人有之，男子病亦然，治法亦与此例相准，故参入血热条。若妇人伤寒，另有门也。

伤寒诸病，惟发热一症，头绪最繁，故标注宜详。然尚有兼证、余证，不能悉载，亦恶其重复也。如发热而呕而咳嗽而喘而渴、太阳阳明合病及瘥后劳复①、食复②、虚羸发热等证，俱各详本条，兹不赘列。

恶寒总论

恶寒者，风寒客于荣卫，非寒热之寒，非恶风也。故不待见风而后怯寒，虽身大热，亦不欲去衣被也，甚则向火增被；亦不能于身热之时，而即可免于洒淅然之恶也。所以然者，由阴气上入阳中，或阳微，或风虚相搏之所致也。恶寒一切属表。虽里证悉具，而微恶寒者，亦表未

---

① 劳复：大病初愈，因过劳而复发。
② 食复：大病愈后，因饮食失节而致复发。

解，犹当先解其表，俟不恶寒，乃可攻里也。经云：发热恶寒发于阳，可发汗；无热恶寒而蜷卧，脉沉细，发于阴，可温里。然恶寒悉属表，亦有虚实之分。若汗出而恶寒，为表虚，无汗恶寒为表实。表虚可解肌，表实可发汗。

三阳经中，阳明本不恶寒，而有恶寒者，与太阳合病也。三阴皆有恶寒，而少阴为多，其太阴厥阴有不恶寒者，阳传阴者也。至于少阴病，恶寒身蜷而利。手足厥逆者，少阴四逆。恶寒身蜷，脉不至，不烦而躁者，此则不治之症。皆不可不知也。

阳经恶寒

太阳病，恶寒发热，脉浮有汗者，卫病也，宜解肌，桂枝汤；无汗者，荣病也，宜发表，麻黄汤。若恶寒发热，热多寒少，而脉微弱者，是为无阳，不可发汗，但宜解肌之剂，佐以发越脾气，通行津液，助阳和荣，桂枝二越婢①一汤主之。

阳明病，恶寒发热，腹满微喘，脉浮而紧，此与太阳合病，为在经属表，仍宜发汗，麻黄汤。若阳明证具，脉迟汗多，微恶寒者，亦属合太阳而卫虚也，宜解肌，桂枝汤。

少阳病，微恶寒，头汗出，此半表半里，而表证多于

---

① 婢：原作"脾"，据文义改。

里也。宜和解兼太阳药，柴胡加桂枝汤。

阴经恶寒

少阴病，下利恶寒而蜷，手足温者，此荣卫虚而中州失职也。不至如厥冷为寒所乘之逆证，但宜温健脾胃，以通荣卫之源，主小建中汤。若少阴病，恶寒，脉沉细，是为寒淫于内，必大剂温之，四逆汤。恶寒，脉微而复利，利止亡血，是阳虚津液内竭。经曰：水竭则无血。宜温经助阳，四逆加人参汤。其或少阴证具，恶寒而蜷，时时自烦，反不欲厚衣被者，此传经之邪内陷也。《活人》主用大柴胡，赵氏以为温散阴邪、导引真阳，使汗而解，令恶寒证罢，乃徐议攻里，此斟酌之论也。大约恶寒为有表，大柴胡亦表里双撤之药，临此等证，当以脉之浮沉虚实参多寡而为解表攻里之裁制可也。

太阴病，自利恶寒，不渴者，中藏伏寒也。宜理中汤。

厥阴病，下利，恶寒，厥逆者，寒邪已深也。急温之，四逆汤。

汗后恶寒

发汗病不解，反恶寒者，此荣卫俱虚也。当与芍药甘草附子汤，以敛荣固卫。

发热汗出后，恶寒而呕，但心下痞者，此邪在半表里而蓄饮也。宜五苓散。

汗后恶寒，脉细数或浮迟，呕不止者，里有寒也，理中丸。

下后恶寒

太阳病下后，微恶寒者，此正气虚而邪未罢也，宜桂枝汤去芍药加附子汤主之。

下后，复发热，心下痞而恶寒者，表未解也，当先解表，用桂枝汤。表解而痞不除，用大黄黄连泻心汤攻之。若心下痞而汗出恶寒者，里实而表气未充也，宜攻里兼温表，附子泻心汤。

背 恶 寒

背负阳抱阴，背寒者，阳弱也。然有阴阳二证：少阴一证，以阴寒气盛，不能消亡津液，故口中和；三阳合病，则阳气内陷，津液消涸，故舌干燥。以此别之，证治井然①矣。其中暑背恶寒者，则面垢，脉虚自汗。与夫脾胃素虚之人，遇暑月饮啖生冷冰水等物，寒气蓄聚，阴上乘阳，令背上寒起，冷如掌大，并当温中固阳之药主之。是知背寒大约责之阳弱耳。

阳经背恶寒

阳明证，背微恶寒，无大热，口中燥渴者，此病在经而津液不达也，宜白虎加人参汤。若舌干口燥，内有热症，口中不仁，背恶寒者，为三阳合病，宜和解在经之

---

① 井然：整齐、有条理貌。

邪，白虎汤。

阴经背恶寒

少阴病，口中和，背恶寒，此本经邪盛而阳虚也，附子汤主之。

恶风总论

卫气不伤，则皮肤充而腠理密。风邪中之，则腠疏不能御表，是以恶风。恶风恶寒，俱为表证，但恶风较恶寒为轻耳。恶寒者，虽不当风而时自怯寒，恶风者，居密室之中，帏幙①之内，则无所畏，一或当风或挥扇，则淅淅然而恶也。恶寒则有阴阳之分，恶风惟属阳耳，所以三阴之证，并无恶风。但发表解肌、亡阳、风湿，症治之别，所宜详审也。

表病恶风

太阳病，发热，恶风，无汗，宜发汗，麻黄汤。汗出恶风，宜解肌，桂枝汤。

身热恶风，项强胁满，手足温而渴者，属半表半里，小柴胡汤。里证虽具而恶风未罢者，犹为有表邪，皆当先解其表也。

汗后恶风

发汗后，遂汗不止，恶风，小便不利，四肢难屈伸，

---

① 帏幙（wéimù 围目）：帷幔，帐子。

此为汗多亡阳，外不固而恶风也。宜温经固卫，桂枝加附子汤。

风湿恶风

风湿相搏者，骨节烦疼掣痛，恶风汗出。此湿胜自汗，皮腠疏而恶风也。宜散湿实卫，甘草附子汤。

头痛总论

三阳之经，上于头，风寒伏留则致头痛。然阳明、少阳不若太阳经头痛独多，以其专主表也。三阴经惟厥阴脉，循喉后，上连目系，与督脉会于巅，亦有头痛。太阴、少阴脉从足至胸中而还，不上循头，故无头痛。或曰：风温病在少阴，湿温病在太阴，而亦有头痛者何也？此东垣言之矣，太阴少阴，虽不至头，然痰与气逆壅于胸，则头上气不得舒降而为痛也。非本经自有之病也。要之，头痛属表，内因头痛，作止有时；外因头痛，常常有之，直须传入里方罢；其或痛甚，入连于脑，而手足寒者，又为真病，非药石之所能为也。

三阳头痛

太阳头痛，有汗桂枝汤，无汗麻黄汤。大发热，头痛，脉沉，四逆汤。方论俱见前。

阳明病，已发汗未发汗，头痛如破者，此经中阳郁而邪不解也。先用连须葱白汤，不止，服葛根葱白汤，无汗者，佐麻黄汤发之。阳明病，表里大热，头痛如破，烦渴引饮者，此为中外俱热，热伤其气，致津枯系急，故烦渴，头痛如破。然内不得攻里以泄之，外不得发表以散之，但宜甘寒胜热助气，以为和解，用竹叶石膏汤。

阳明病，反无汗而小便利，二三日呕而咳，手足厥者，必苦头痛。经曰：阳明则喘而哕，哕则恶人。小便利者，寒邪内攻，肢厥头痛者，寒邪外攻也。宜选本经通表药加桂枝温之。

阳明病，头痛，不恶寒，外反恶热，大便实者，热入腑而气攻于上也，宜下之，少与调胃承气汤。若六七日不大便而小便清者，知不在里，仍在表也，仍须发汗。

少阳病，头痛，寒热，脉弦细者，半表半里也，宜小柴胡加川芎和之。慎勿发汗，汗则谵语。往来寒热，上膈有痰，脉紧而不大者，瓜蒂散吐之。

三阴头痛①

厥阴病头痛，外伤本经，宜汗之，桂麻各半汤。干呕吐涎沫，身无热，此厥阴里寒也，宜温之，吴茱萸汤。

太阴头痛者，必有痰，脉浮，桂枝汤；脉沉，理中汤。俱加川芎、细辛。

少阴头痛者，足寒而气逆也，麻黄附子细辛汤。

---

① 三阴头痛：此四字原无，据前后文例补。

项强总论

太阳之脉，上入络脑，还出别下项。是以太阳感受风寒，则经脉不利，而项为之强，必发散以解之。然发散有轻重，视有汗无汗，分表虚表实而为治，固不同也。其或太阳中风，加之寒湿而成痉者，独头面摇，卒口噤，背反张，亦项强也，并属太阳表证。至于结胸病者，项亦强，如柔痉状，此则里证，宜下，下之则和。临病审察表里汗下，未可漫然①也。

表证项强

太阳病，项背强几几，反汗出恶风者，此为表虚，宜解肌，桂枝加葛根汤主之。

太阳病，项背强几几，无汗恶风者，此为表实，宜发汗，葛根汤主之方论见源集。

太阳病，项背强几几然，脉反沉迟者，此为痉也，宜桂枝加栝蒌汤②。

和解证项强

伤寒四五日，身热恶风，头项强，胁下满，手足温而渴者，此属半表半里。项强而有胁满之症，则邪侵少阳矣，宜小柴汤③和之。

---

① 漫然：随便貌。

② 桂枝加栝蒌汤："伤寒源流药方"附方作"桂枝加栝蒌根汤"，赵刻本《金匮要略》作"栝蒌桂枝汤"。

③ 小柴汤：疑作"小柴胡汤"。

太阳与少阳并病，头项强痛，或眩冒，时如结胸，心下痞硬者，当刺大椎第一间、肺俞、肝俞。不可汗，汗则谵语。脉弦，五六日谵语不止，刺期门。此亦在半表半里也。不纯在表，故头项不但强痛，而或时眩冒；亦未全入里，故时如结胸，心下痞硬。刺肺俞，以泄太阳之邪；刺肝俞，以泄少阳之邪。若发汗，亡津液，损动胃气，少阳木邪因干胃土而发谵语。至五六日，脉弦，谵语不止，少阳邪盛也，故刺期门。如用药，宜柴胡桂枝栝蒌实、柴胡加龙骨汤。又太阳少阳并病，项强，心下痞硬者，刺大椎、肺俞，慎勿下之。下之则成结胸，可用小柴胡加桂汤。

汗下后项强

伤寒病，服桂枝汤，或下之，仍头项强痛者，翕翕热，无汗，心下满微痛，小便不利者，此水饮内蓄也。头项强痛，既经汗下不解，且心下满痛，小便不利，知邪不在表，而水饮停聚不行也。宜利其小便，使水饮行而诸症悉平矣，宜桂枝去桂加茯苓白术汤。

身痛总论

体痛乃六经俱有之症，有表有里，有寒有热，有风有湿，其治之也，因有发汗温经先后之不同。大约寒在三阴，则脉沉下利身痛；风在三阳，则身重而肢节烦疼；太阳身痛，但拘急耳；中湿身痛，不可转侧；阴毒身痛，体势沉重，宛如被杖。与夫阳邪内行、气不荣表而身痛，汗后脉迟而身痛，夏月中暍而身痛，按证处剂辨别，不可不审也。

阳经身痛

太阳病，身痛，发热恶寒，无汗者，麻黄汤。论见前。若兼心下支结者，邪半侵里也，柴胡加桂枝汤解之。若兼下利清谷腹胀者，里有寒也。先温其里，以四逆汤，后解其表，桂枝汤。若尺脉迟者，血少荣气不足也，先以黄芪建中汤，养其血，俟尺脉回，审病浅深，选用发表和解等药。

太阳病，发热，脉反沉，若不瘥，身痛，当救里，四逆汤。论见前。

阴经身痛

太阴中风，四肢烦疼，阳脉微，阴脉涩而长者，为欲愈，不必妄治。

少阴病，身痛，手足寒，骨节疼，脉沉者，此寒中本经也。宜温之，附子汤。

少阴病，至四五日，腹痛，四肢沉重疼痛，自下利，小便不利者，此水寒内蓄而气不化也。宜助阳行湿，真武汤。

少阴，身体痛，手足寒，脉沉，但欲寐者，此亦寒中本经，因阳不足而寒气加之也。宜温经散寒，附子汤。

少阴，身体痛，下利脉沉，此里虚客寒，阳弱之甚，四逆汤。

汗后身痛

发汗后，身痛，脉沉迟者，此为荣血本不足而汗反虚其卫阳也。宜益血助阳，桂枝加芍药生姜人参新加汤主之。

下后身痛

伤寒，医下之，续得下利清谷不止，身痛者，此里气不足，必先救里，急与四逆汤。若身痛，清便自调者，里气已和，又当急救其表，与桂枝汤。

伤寒八九日，下之，胸满烦惊，一身尽疼，不可转侧，谵语，小便不利者，此由下之虚其里，致阳气内行，不荣于表。宜除烦敛气，逐热通津，用柴胡加龙骨牡蛎汤，以解错杂之邪。

霍乱身痛

病发热，身痛，头疼，恶寒，吐利者，此名霍乱，自吐下又利止复更发热也。此症热多饮水者，宜利其小腑，五苓散主之；寒多不饮者，当温其里，理中汤，本方有加减法。

吐利止而身痛不休者，当消息和解其外，宜桂枝汤。

风湿身痛

伤寒八九日，风湿相搏，身体疼烦，不能转侧，不呕、不渴，脉浮虚而涩者，此因风而烦，因湿而身痛，不能转侧也。里无邪，故不呕渴，风湿但在经，故脉浮虚而涩也。宜温散表中风湿，主桂枝附子汤。若其人大便硬，小便自利者，是为津液不足，前汤去桂枝加白术主之。减桂枝者，恐其能通表汗，走津液也。

风湿相搏，骨节烦痛，掣痛不能屈伸，近之则痛剧，汗出短气，小便不利，恶风不欲去衣，或身微肿者，此风在经络，而湿流关节，相搏为病也。宜甘缓合辛燥之药，温经行湿，主甘草附子汤。

【附】夏月中暑，头痛发热，身痛，此因暑热露卧贪凉，风寒中之，与伤寒相似者也。宜香薷六和汤，加苏叶，大渴者，苍术人参白虎汤。

阴毒身痛

阴毒之为病，面青，身痛如被杖，咽喉痛，五日可治，七日不可治。此为感天地寒厉之气，入于阴经也，仲景主治升麻鳖甲汤。后人所叙阴毒，多以为阴寒极甚，内因肾气虚冷，或过食冷物，内既伏阴，外又感寒，内外皆阴，遂有唇青、面黑、身如被杖、逆冷、咽痛等症。所用正元散、五积散、正阳丹等方，为法多端矣。

潮热总论

潮热者，一日一发，按时而作，若潮汛之来，不失其时也。潮热属阳明，必于日晡时发者，阳明胃土也，应时则主于四季，应日则主于未申。经曰：万物所归，无所复传。是以邪气入胃，谓之入腑，入腑则不复传。邪郁而为实热，随王而潮，故为可下之证，从攻泄以通之而已。其或兼带表证、表脉与大便溏者，虽有潮热，法当和解，此又不可不审也。

阳明胃实潮热

阳明病，潮热，大便微硬，可与大承气汤。不硬者，不与之。若不大便六七日，恐有燥粪，少与承气汤。腹中转矢气者，此有燥粪攻之；若不转矢气者，此但初头硬，后必溏，不可攻，攻之必胀满、不能食也；欲饮水者，与之则哕；其后复发热者，必大便复硬而少也，以小承气汤和之。此专以大便矢气为验也。邪热聚胃，内与糟粕结滞，使气脉无由贯通，势非荡涤，不能舒顺正气，故须攻之。攻之者，更用大承气也。若便不硬，不转矢气，未为胃实也。故下文旋有告戒之词，而后证和以小承气者，仍必候其大便之复硬也。

阳明病，脉迟，虽汗出不恶寒者，其身必重，短气，腹满而喘，有潮热，此外欲解，可攻里也。手足濈然汗出者，大便已硬也。此为表罢入里，邪热内抟，故身重喘满之症见焉，宜攻里之时也。更以手足之汗验其便硬，则攻之，尤为谛当。大承气汤主之。汗出脉迟而主下者，所谓从症不从脉也。

阳明病，谵语有潮热，反不能食者，胃中必有燥屎五六枚也。若能食者，但硬尔。此以不能食与能食，辨燥屎之有无，定胃热之虚实也。胃热者，宜消谷，今以燥粪填塞，故不能食，法当攻之，用大承气汤。其能食者，硬不至燥也。解利之剂，又宜少为消息焉。

二阳并病，太阳证罢，但发潮热，手足黥黥汗出，大便难而谵语者，下之则愈。此太阳病并于阳明，而太阳表证已罢，但发潮热，专属阳明也。热聚于胃，则手足汗出，故津液内灼，大便难而谵语也。宜下之，与大承气汤，荡除实热也①。

若阳明病，谵语发潮热，脉滑而疾者，则以脉之滑，知里热未大实也，小承气汤主之。与汤一升，转矢气者，更服一升，不矢气，勿更与之，谓其无燥屎也。明日不大便，脉反微涩者，里虚也，为难治，不可更与承气汤。

阳明兼半表半里潮热

阳明病，发潮热，大便溏，小便自利，胸胁满不去者，此为阳明外症，身热汗出，不恶寒，反恶热之病也。大便溏，则胃热未实，小便自利，胸胁满不去则带少阳半在表之证也。虽有潮热，宜和解之，用小柴胡汤。

阳明中风，脉弦浮大，短气，腹满，胁下及心痛，按之气不通，鼻干不得汗，嗜卧，身黄，小便难，时时哕，耳前后肿而潮热者，此表里俱挟风邪也。脉弦为风在里，浮大为风在表，此兼浮大，则为表有风也。其症见短气，腹满，胸胁痛，按之而气亦不通者，此风热壅于腹中，非

① 也：原作"他"，据文义改。

若寒客于内，可按而散也。汗出鼻干而嗜卧，则为风热内干，非若阳明在表之不得卧也。身黄，小便难，时时哕者，风热攻胃也。此皆在里之当通利者，然而必待表罢乃可攻。

阳明之脉，循颊车上耳，热胜则耳肿。经曰：刺之小瘥。外不解，过十日，脉续浮者，与小柴胡汤。脉但浮，无余症者，与麻黄汤。若不尿，腹满加哕者，不治。是以此条诸症，冠以脉之弦浮大者，欲人审表之风邪罢未罢也。耳肿为热犹在经，故止用刺法，若用药则解，在经之热可仿也。所以过十日，尚有脉续浮，用小柴胡汤，以解半表半里之邪者，但浮与麻黄汤以发表者，盖潮热之带表，宜审察者，有如是也。至于不尿腹满，为下不得出，哕为上不得入，是为关格之疾。潮热而遇此，《难经》所谓不得尽其命而死者，故云不治。

汗下后潮热

太阳病，重发汗而复下之，不大便五六日，舌上燥而渴，日晡小有潮热，从心下至小腹硬满而痛不可近者，此因汗下内外重亡津液也。津液亡，则热内结，致有不大便，舌上燥渴之症。从心下至小腹俱满痛，则一腹之中邪气俱甚也。法当撤上下而攻涤之，仲景主大陷胸是已。然玩①日晡②小有潮热一语，则知病本属太阳，其热不专旺于

---

① 玩：反复体会。
② 日晡（bū）：申时，即下午三时至五时。

阳明也。且既汗复下，液耗气伤矣。丹溪云：宜设法缓取之。此盖仁人之用心也，临证用药尚宜审诸。

伤寒若吐若下后不解，不大便五六日，上至十余日，日晡时发潮热，不恶寒，独语如见鬼状。若剧者，发则不识人，循衣摸床，怵惕不安，微喘直视。脉弦者生，涩者死。但发热谵语者，大承气汤主之。一服利，止后服。此为吐下大伤胃气也。胃伤则损津液，而热内结，故不大便，五六日至十余日；阳明热甚，故随旺而潮；阳明内实，故如见鬼状。当此之时，有微甚生死之分焉。若热剧甚，昏冒不识人，阳偏胜极矣，遂至于循衣摸床，怵惕微喘直视，见诸笃症焉。伤寒阳胜阴绝者死，阴胜阳绝者死。脉弦为阴不绝，故生，涩则阴绝矣，故死，此热剧者有赖于脉弦耳。微者但发热谵语，别无他症，只须疏利之，热去乃已，主大承气汤。故曰：一服利，止后服，又恐其下之太过也。

自汗总论

自汗者，谓不因发散而自汗出也。邪气干卫，则卫气不能护卫皮肤、禁固津液，腠理疏而汗妄泄也。四气惟寒伤荣，其余皆能伤卫。故风邪干卫，则发热自汗；暑邪干卫，则汗恶风；湿邪干卫，则汗多而濡。此自汗之在表者。而表之中，自有发散温经之不同，须辨耳。若表罢而汗出不恶寒，是为里病，下之则愈。经曰：阳明病，发热汗多，急下之者是也。设或汗出，发润如油，或大如贯珠，着身不流，及六七日后，发热而利，汗出不止，斯为不治之证。至于脉之浮紧，有愈有不愈，及少阴脉紧反汗出者，皆不可不详审而熟察之也。

在经自汗

太阳病，身热自汗，桂枝汤。兼项强痛者，桂枝加葛根汤。此表之宜发散者。方论见前集。

太阳病，脉浮，汗自出，微恶寒，脚挛急，小便数，芍药甘草汤。此表里俱虚之药。正气复后见热证，仍用润泻。

阳明病，身热目痛，鼻干不得卧，不恶寒而自汗，或自汗发热而尺寸浮者，并宜和解。盖不恶寒自汗固为里证矣，然以鼻干不得卧，知邪之尚在经也。其自汗恶热，亦自入里矣，然尺寸俱浮，脉犹带表也，俱宜白虎汤和之。若汗出而渴，小便不利者，津液不行也，宜五苓散。汗出渴而小便利者，则热邪聚于上也，宜竹叶石膏汤。其不渴者，但用茯苓甘草汤和之。

汗出而兼心下痞，有二证。其一按之濡软不痛而恶寒，此为里虚邪陷，用附子泻心汤；其一按之硬引胁痛而不恶寒，此为停水，用十枣汤。若汗不止，无他症者，但用温粉扑之。

三阳合病，身重面垢，谵语遗尿，自汗出者，以身重谵语属阳明，面垢属少阳，遗尿属太阳，为表里有邪也。热逼腠理开疏，故汗大泄，与白虎汤，以除内外之热。

里病自汗

阳明病，身热，汗自出，不恶寒，反恶热，此为热入胃腑，可下之候也。汗多者，胃汁干，急下之，汗出而便硬谵语者，胃实也，并宜大承气汤。自汗若大发汗，小便自利者，为津液内竭。便虽硬，不可攻，当须自欲大便，用蜜煎导之，或猪胆汁亦可。

阴经自汗

汗出下利，热不去，厥逆恶寒，四逆汤。下利清谷，汗出者，通脉四逆汤。汗出吐利，手足厥冷，脉微欲绝者，四逆汤。吐利止，汗出而厥，脉微欲绝者，通脉四逆加猪胆汁汤。此皆里虚阴寒之证，并用温里复阳为主。

汗吐下后自汗

二阳并病，太阳初得病时，发其汗，汗先出不彻，因转属阳明，续自微汗出，不恶寒。若太阳证不罢者，不可下，下之为逆。如此者可小发汗，此因发汗不彻，转入阳明而微汗自出也。当此之时，仍当解表，使阳气不致怫郁乃罢，不然则烦躁短气、不知痛处等证生焉。终以汗彻方愈。

太阳病，发汗后大汗出，胃中干燥不得眠，欲饮水者，少少与之，胃和则愈。若脉浮，小便不利，微热消渴者，五苓散。

太阳病，发汗遂漏不止，其人恶风，小便难，四肢微急，难以屈伸者，桂枝加附子汤。方论见前。

伤寒，医以火迫劫取汗，令汗不止，以致亡阳，惊狂，卧起不安，桂枝去芍药加蜀漆牡蛎龙骨救逆汤主之。方论见前部。

太阳病，桂枝证，医反下之，利遂不止，脉促者，表未解也。喘而汗出者，此因邪热乘下后里虚挟之而利。表既未解，又因邪入里，喘而汗出，里热且甚矣，法当散表邪，除里热，主葛根黄连黄芩汤。

太阳病，当恶寒发热，今自汗出，不恶寒发热，关上脉细数者，以医吐之过也。见发热条。

伤寒，大吐大下之，极虚，复极汗出者，以其人外气怫郁，复与之水，以发其汗，因得哕。所以然者，胃中冷故也。

汗出自解

太阳病，服桂枝汤，大汗出，脉洪大者，仍与桂枝。若形如疟，日再发者，汗出必解，宜桂枝二麻黄一汤。

伤寒五六日，呕而发热，柴胡证具，而以他药下之，柴胡证仍在，复与柴胡汤。虽下之，不为逆，必蒸蒸而振，发热汗出而解。

脉浮数者，法当汗出而愈。若下之，身重心悸者，不可发汗，当自汗出乃解。所以然者，尺中脉微，此里虚也。须表里实，津液自和，便自汗出而愈，如用药宜桂枝加白术茯苓甘草汤。下后宜桂枝加芍药汤。

阳明病，欲食，小便反不利，大便自调，其人骨节翕翕如有热状，奄然①发狂，濈然汗出而解，宜桂枝汤、羌活汤之类。

自汗似阳明外证及脉顺逆辨

太阳病，发热，汗出，不恶寒，似阳明而身反张者，为柔痉。发汗后，身灼热。脉浮自汗出而身重多眠者，为风温。

太阳病，吐后汗出，不恶寒，发热，关上脉细数，曰小逆。

阳明欲食，小便反不利，奄然如发狂，濈然汗出者，此水不胜谷气，与汗共并，脉紧则愈。

汗出下利有微热者，其脉数自愈，脉紧者未愈。

病人脉阴阳俱紧，反汗出者，亡阳也，此属少阴，法当咽痛而吐利。用桂枝加干姜四逆汤。

阳明汗出，脉浮紧，咽燥口苦，腹满而喘，发热不恶寒，身重者，宜和解。若发汗，则心愦愦反谵语；若加烧针，必怵惕，躁不得眠；若下则胃中空虚，客气动膈，心中懊恼，饥不欲食，舌上白胎者，栀子豉汤。渴欲饮水，口干舌燥者，白虎加人参汤。发热，渴欲饮水，小便不利者，猪苓汤。此以脉之浮紧口苦辨邪在表，自

---

① 奄然：忽然。

汗腹满不恶寒验邪之在里，表里俱有邪，故宜和解，如上消息之法。其或发汗多，若重发汗，亡其阳，谵语。脉和者生，脉短者死。脉和为正气未败，宜小柴胡汤加桂主之。

［附］暑湿自汗

夏月中暑，自汗，身热恶寒，脉虚，口渴，足冷者，白虎加人参汤。

风湿相搏，汗出骨节烦疼，不得屈伸，近之则痛剧，小便不利，恶风不欲去衣，或身微肿者，此风伤卫而湿流关节也。宜温经助卫，行气散湿，用甘草附子汤。

湿温自汗者，经曰：湿温之脉，阳濡而弱，阴小而急。其人先伤湿，后伤暑，暑湿相搏，则其证见多汗妄言，双胫逆冷，宜行湿清暑，用术附汤加人参、香薷、扁豆之类。此当另于暑湿门求之。此但标其症脉，以示自汗所得外邪之辨，毋致错误耳。

盗汗总论

盗汗者，谓睡而汗出，觉则止也。睡则胃气行于里，表中阳气不固，故津液得泄；觉则气还于表，有以护卫之，而汗止矣。凡杂病盗汗，责之阴虚。若伤寒盗汗，由邪在半表半里使然也。经曰：微盗汗出，反恶寒者，表未解也。故阳明当作里实而脉浮者，亦有盗汗。三阳合病，脉浮大上关，亦目合则汗，是知盗汗在表里之间，悉属和解明矣。

太阳病，脉浮动数，头痛发热，微盗汗出，反恶寒者，此表未解也。仍宜发散，视脉症消息汗之。故下文有医反下，动数变迟，成诸变证之戒。

阳明病，脉浮而紧，必潮热，发作有时。但浮者，必盗汗出，此为阳明有表也。《活人》以其潮热兼表，主用黄芩汤。

三阳合病，脉浮大，上关上，但欲眠睡，目合则汗，此三阳病合而胆有热也。关脉以候少阳之气者，太阳之脉浮，阳明之脉大，并浮上关上，则知三阳合病也。胆热则睡，但欲眠，目合则汗，知热在胆也。病在半表里，主小柴胡，为谛当矣。

头汗总论

诸阳经络，上循于头，三阴则至颈而还，故邪搏诸阳之会，则头汗见也。遍身有汗，谓之热越；但头汗出者，谓热不得越。凡邪但在表，则无头汗之症必也，寒湿相搏，与邪在半表半里者，乃有头汗也。若夫瘀热在里，热入血室，与其虚烦，或被火劫及水结胸等证见头汗者，俱是热不得越。故或吐或下，以除其热也。其小便不利而头汗出而成关格者，阳脱也。湿家下后，头额汗出而微喘者，亦阳脱也。此二者，乃头汗之逆也。

半表半里头汗

伤寒五六日，头汗出，微恶寒，手足冷，心下满，口不欲食，大便硬，脉细者，此为阳微结，半在表半在里也。脉虽沉，不得为少阴病。所以然者，阴不得有汗，今头汗出，故知非少阴也，可与小柴胡汤。若不行行①者，得屎而解。此本文释之已详，遇此症者，但用小柴胡和解之。服汤已，外证罢而不行□②者，为里热未除，当微利之则愈，故云得屎而解。

瘀热在里头汗

阳明病，发热，但头汗出，身无汗，剂颈而还，小便不利，渴饮水浆，此为瘀热在里，身必发黄，主茵陈汤，利湿除热。

下后头汗

太阳病，脉浮动数，表证未解，医反下之，动数变迟，阳气内陷，则为结胸。若不结胸，但头汗出，余处无汗，小便不利，身必发黄，此风邪乘虚入里，热陷于内也。热不得越而上达，故头汗出，湿热不行，则小便难，法当与上证同，宜茵陈五苓之属分利而已。此二证俱小便不利，然与关格证所以有辨者，一则有渴饮水浆之凭，一则因表病反下之误，不若关格之上不得入，下不得出也。

阳明病下之，其外有热，不结胸，心中懊恼者，饥不能食，但头汗出，此邪陷胸中也。高者因而越之，用栀子

---

① 若不行行：赵刻本《伤寒论》作"设不了了"。意为假如病证缓解而未痊愈，病人仍觉身体不爽。

② □：原书脱，疑作"行"字。

豉汤涌吐之乃愈。

三阳合病，身重面垢，谵语遗尿。下之则额上生汗，手足逆冷，若自汗出，白虎汤。

伤寒五六日，已发汗而复下之，胸胁满微结，小便不利，渴而不呕，但头汗出，往来寒热，心烦者，此虽已汗复下，邪终在表里之间，仍宜和解，用柴胡桂枝汤。

火劫头汗

太阳病，中风，以火劫取汗，两阳相熏灼，其身发黄。阳盛则衄，阴盛则小便难，阴阳俱虚，则身体枯燥，但头汗出，剂颈而还，腹满微喘，口干咽烂，或不大便，久则谵语，甚者至哕，手足躁扰①，捻衣摸床，小便利者，其人可治。此因火劫之气结，助风邪迫于气血，使流溢失常也。热发于外，则身黄；热搏经络，上行则衄；热搏于内，阴虚则小便难。血气并热，不荣肌体。因而炎上，头汗独出，喘满咽烂；因而耗液，便硬谵语，正气逆乱；至于声哕，躁扰捻衣，要皆火热逼迫之形。幸而津液未竭，则小便通利，其人有生矣。主此证者，大柴胡、承气选用之，泄阳邪以复阴气，斯承制之耳。

阳明病，被火，额微汗出，小便不利，必发黄，此亦火热相合也。热不得越，则郁蒸于胃，是以发黄，宜茵陈五苓、栀子柏皮汤。

---

① 躁扰：没有规则地乱动。

水结胸头汗

伤寒十余日，热结在里，复往来寒热，服大柴胡汤；但结胸，无大热者，此水结胸，头微汗出者，大陷胸汤。方论见结胸。孙氏主半夏茯苓汤。

血热头汗

阳明病，下血谵语者，此为热入血室。但头汗出者，刺期门，随其实而泻之，濈濈然汗出而愈。此热入血室，迫血下行也，故有下血谵语之症。阳明病，法多汗，夺血者无汗，血既下，则胃中之热得上蒸而头汗出也。刺期门，散血室之热，热散邪除，荣卫得和，津液得复，濈然汗解矣。

手足汗总论

胃主四肢，为津液之主。手足汗出者，为热聚于胃，是津液之旁达也。病至手足汗，则大便已硬，法宜下之。独阳明中寒，不能食，手足汗出者，欲作痼瘕①，此一证不下为宜也。

潮热手足汗

二阳并病，太阳证罢，但发潮热，手足漐漐汗出，大便硬而谵语，下之则愈，大承气汤。论见前。

---

① 痼瘕：古代证候名，由胃虚而有寒，寒气凝结所致。痼，坚固。瘕，气聚也。

脉迟手足汗

阳明脉迟，虽汗出不恶寒，身重，短气，腹满而喘，潮热者，此外已解，可攻里也。手足濈然汗出，大便已硬也，大承气汤主之。论见前。

阳明中寒手足汗

阳明病，中寒，不能食，小便不利，手足濈然汗出，此欲作痼瘕，必大便初硬后溏。以胃中冷，水谷不别故也。宜厚朴半夏生姜人参甘草汤，泻邪温经，或主理中汤亦得。

无汗总论

无汗有数端，有寒邪在表而无汗者，有寒气行于里而无汗者，有水饮内蓄而无汗者，有阳虚无汗者。邪在表者汗之，邪行里者清胃利热，蓄水者利水，虚者建中，是在阳经之病也。若夫二阴为病，不得有汗。故少阴无汗，强发之，必动其血，致下厥上竭，为难治云。

在表无汗

太阳病，发热恶寒，无汗而喘，麻黄汤。发热恶寒，不汗出而烦躁，大青龙汤。项背强几几，无汗，葛根汤。

阳明，脉浮，无汗而喘，麻黄汤。以上方论俱见前。

刚痉病，无汗。见本条。

阳明，反无汗而小便利，二三日呕咳，手足厥，头痛鼻干者。

按：前证原缺方，曾遇此用柴葛解肌汤加川芎应手效。

在里无汗

伤寒，脉浮发热，表证已解，渴欲饮水者，当清胃经之热，以通津液，白虎加人参汤。

阳明病，无汗，小便不利，心中懊憹，身必发黄，此热壅于内不得越，故郁蒸外热而为黄也。宜疏利郁热，茵陈五苓、桂枝柏皮汤①。

蓄饮无汗

太阳病，服桂枝，或下之，仍头项强痛，发热无汗，心下微痛，小便不利，此邪未去表而饮蓄于膈也。宜桂枝汤去桂加白术茯苓汤，散风邪以逐饮。

阳虚无汗

阳明病，法多汗，反无汗，身如虫行皮中者，久虚故也。此病人胃气久虚，津液枯竭，不能为汗也。胃主肌肉，实则痛，虚则痒。宜温中养胃，复其津液，用黄芪建中汤。

不得汗总论

伤寒当汗失汗，则邪无从出，及以火重熨而热反内结者，皆有不得汗之证。故有当和解者，汗之不得汗也，至

---

① 桂枝柏皮汤："伤寒源流药方"部分未见此方，疑为"栀子柏皮汤"之误。

和解之力到，汗乃濈然自出而解。其或当汗而汗之，服汤至三剂而不得汗，死病也。又热病燥盛而不得汗者，黄帝谓阳脉之极也，亦死。此二者，为真病不治。

如疟状不得汗

太阳病，八九日，如疟状，发热恶寒，热多寒少，脉微，面色反有热色者，以不得小汗出，身必痒。此荣卫俱有邪，以不得小汗，邪无从出，故有痒也。宜两解荣卫之邪，用桂麻各半汤。

阳明脉弦浮大不得汗

阳明中风，脉弦浮大，鼻干不得汗，嗜卧，一身面目悉黄，小便难，有潮热，时时哕。此为表里有邪，风热内攻，不得外泄，胃中蒸郁，见诸里证也。然以脉弦浮，必外证罢，乃可攻。若日久脉续浮者，犹宜和解，用小柴胡汤。方论详见前。

火熏熨不得汗

太阳病，以火熏之，不得汗，其人必躁，到①不解，必便②血。此火邪迫血下行也。太阳病，以火熏之，不得汗，则热无从出，热盛则阴虚，必发躁。六日为传经尽，至七日当解，不解热迫下行必厕血，宜柏皮汤、犀角地黄汤。

---

① 到：赵刻本《伤寒论》"到"后有"经"字。
② 便：赵刻本《伤寒论》作"清"。

太阳病，二日反躁，反①熨其背，而大汗出，大热入胃，躁烦谵语。十余日振栗，自下利者，为欲解。从腰以下不得汗，欲小便不得，反呕，欲失溲，足下恶风，大便硬，小便当数，反不数，及多②。大便已，头卓然③痛，足心必热，谷气下行故也。此太阳表邪，不当躁而反躁，热已行里，反熨其背，使热入于胃，致内热里证并见。所以日久火势穷竭，变为下利，则火泄阴复、津液和而解矣。若腰以下不得汗，气不下通，热反上逆，故欲小便不得而呕。阳在上则下虚，故欲失溲而足下恶风，胃中热，大便硬，小便反不数，津液不降也。及液润多，大便已，头乃痛，阳下行而上又虚也。谷气者，阳气也。阳气不通于下之时，则足下恶风；阳气得下，则足心热也。此由火邪之变遂致于此。或云当于胃热里证见时，宜用调胃承气，及谷气下流，须小和之，宜小承气，于理亦近也。

桂枝证，反下之，利遂不止，脉促者，表未解也。喘而汗出者，葛根黄芩黄连汤。

太阳病，下之，脉促，不结胸者，为欲解。脉沉滑者，必下血，黄芩汤。

伤寒中风，反下之，利遂不止，谷不化，腹中雷鸣，

---

① 反：赵刻本《伤寒论》作"凡"。
② 及：赵刻本《伤寒论》"及"后有"不"字。
③ 卓然：突然。

心下硬满，干呕，心烦不安，复下之，痞益甚。此胃中空虚，客气上逆，故使硬也，甘草泻心汤。

伤寒，医下之，续得下利清谷不止，身痛者，急当救里，四逆汤；身痛，清便自调者，急当救表，桂枝汤。

伤寒六七日，大下后，寸脉沉而迟，手足厥逆，下部脉不至，咽喉不利，唾脓血，泄利不止者，为难治，麻黄升麻汤主之。

厥阴病，消渴，气上冲心，心中痛，饥不欲食，食则吐蛔，下之利不止，桂枝去桂茯苓白术汤。

不大便总论　大便难　大便硬　燥屎

不大便、大便难、大便硬、燥屎，悉属里证，法当攻下者矣。然有表证未罢，及尚有半表者，须先解表，然后视虚实消息之为当也。盖阳明胃实，得之传邪，邪入胃腑，无所复传，故下之必待胃实耳。且自太阳、少阳传入者，众所共知，而于阴经传入者，鲜或能识，故少阴有急下之证。自非熟识其微，未易窥仲景之奥也。

有表证不大便

伤寒，不大便六七日，头痛有热，小便清者，知不在里，仍在表也，须当发汗。此以小便清，验邪之尚在表，故虽六七日无所苦也。尚在表者，仍先解外，主桂枝汤以解之。

半表半里不大便

阳明病，胁下硬满，大便不利而呕，舌上白胎者，可与小柴胡汤。上焦得通，津液得下，胃气因和，身濈然汗出而解也。此为邪未入腑，在半表半里之间，以呕与舌上白胎知之也。故宜小柴胡和解，上焦得通则呕止，津液得下则胃和，故汗出而解。

传经大便硬

太阳病不经下者，其人不恶寒而渴，此转属阳明也。小便数者，大便必硬，不更衣，十日无所苦也。渴欲饮水，少少与之，但以法救之。渴不止者，宜五苓散。此不经汗下，而太阳之邪自入阳明者。小便数则津液偏渗，故令大便硬，非热聚于胃，虽不更衣，十日无所苦也。候津液还入胃中，小便少，大便必自出。不烦攻下也。渴欲饮水者，少少与之，以润胃气。但审邪气所在，所谓救之以法也。

胃实不大便

阳明病，潮热，不大便六七日，有燥粪可攻，无燥粪不可攻。方论见潮热。

不大便，腹满者，宜下之。若但绕脐痛者，则为燥屎，宜承气汤。

伤寒六七日，目中不了了，睛不和，无表里证，大便难，身微热者，此为实也，急下之。此邪热内甚也。诸脉皆属于目，当六七日邪入里之时，目中不了了，睛不和，是热甚上熏也。大便难，无他症，而身微热，里热也。热病至于目不明，候已危矣。故急下之，宜大承气汤，泄阳以复阴脉。

趺阳脉浮而涩，浮则胃气强，涩则小便数，浮涩相搏，大便则难①，其脾为约。此胃强脾弱而津液不输也。趺阳者，脾胃之脉。脉浮为阳，知胃气强，涩为阴，知脾为约。脾主为胃行其津液者，今胃强脾弱，约束津液，不得四布，但输膀胱，致小便数，大便难，主用脾约丸②，通肠润燥。

蓄血不大便

病人无表里证，发热七八日，脉虽浮数，可下之。若已下，脉数不解，消谷易饥，六七日不大便者，有瘀血，宜抵当汤。此邪热已入于腑，故脉虽浮数，可从症而下之也。脉浮为热客于气，涩为热客于血，今已下之后，脉浮去，而数独留，是卫气间热合于荣血间也。热气合并，迫血下行，胃虚协热，则消谷善饥。至七八日不大便，是血不得行，热积于下矣。故知为瘀血，宜抵当汤，以下去之。

发汗大便硬

阳明病，本自汗出，医更重发汗，病已瘥，尚微烦不了了者，此大便必硬故也。以亡津液，胃中干燥，故令大便硬。当问其小便日几行，若本日小便三四行，今日再

---

① 难：赵刻本《伤寒论》作"硬"，赵刻本《金匮要略》作"坚"。
② 脾约丸：即"麻仁丸"。

行，故知大便不久出也，此以汗亡津液而大便硬也。小便
先三四行，后再行，则小便少，津液当还入胃中，故亦不
须攻下，而大便自出也。

阳明病，自汗出，若发汗，小便自利者，此为津液内
竭，虽硬不可攻之。当须自欲大便，蜜①煎导而通之。若
土瓜根、猪胆汁，皆可为导。

汗吐下后大便硬

太阳病，若吐若下若发汗，微烦，小便数，大便因硬
者，此因汗吐下，损亡津液，表邪乘虚入里也。邪在表，
则大烦，今邪入里，故微烦也。小便数，大便硬，为脾
约，主小承气汤和之。此即前所谓太阳阳明，与趺阳脉浮
而涩之脾约另一证也。

大下后不大便

大下后，六七日不大便，烦不解，腹满痛者，此有燥
屎也。所以然者，本有宿食故也。此因下后胃弱不能消
谷，日久则食结，故烦热、腹满痛，主用大承气汤下之。

少阴不大便

少阴病，六七日，腹胀不大便，急下之。此少阴邪入
于腑也。六七日为少阴邪入腑之时，胃腑热壅，甚则腹胀
不大便。胃土胜，则肾水涸，急下之，以救肾水，与大承
气汤。

---

① 蜜：原作"密"，据《伤寒论》辨阳明病脉证并治第八改。

不大便阴阳二结辨

经曰：脉浮而数，能食，不大便，此为实，名曰阳结，宜大柴胡汤。脉沉而迟，不能食，身体重，大便反难，名曰阴结，宜金液丹。

大便初硬后溏四证辨

阳明病，潮热不大便六七日，与小承气汤。不转矢气者，此但初头硬，后必溏，不可攻之。此胃中邪热，未作实也。

太阳病下之，心中懊恼而烦，腹满者，初硬后必溏。此虚烦热在上，胃中无燥屎者也。

阳明病，中寒，不能食，小便不利，手足濈然汗出，此欲作痼瘕。必大便初硬后溏，以胃中水谷不别故也。

不大便六七日，小便少者，虽不能食，但初硬后必溏，未定成硬，攻之必溏。须小便利，屎定硬，乃可攻之。

不得卧总论

不得眠，表里阴阳俱有之，显于阳明者，正病也。若少阴则以欲寐为常，而亦有不得卧之症，缘阳邪入少阴经耳。其有因汗下及火逆而然者，此又与阴阳传变自病者不同也。要之，不得眠多属热证。若少阴脉沉细、自利烦躁不得眠，发热下利、烦躁不得眠者，并为不治之症。盖以正气弱，阳不能复故也。

表病不得卧

太阳病，二三日，不得卧，但欲起，心下必结，脉微弱者，本有寒分也。此为邪在表，风气壅而不得卧也。卧则气愈不行，故但欲起，气滞则胸中必结满，所以知其有寒者，以脉微弱也。宜外用辛温散表，内佐苦温散结，桂枝加厚朴杏子汤。此证若下之，利止成结胸，未止协热利。

阳明标病，身热，目痛，鼻干，不得眠，脉长者，此病为在经也。宜葛根解肌汤汗之。

半表半里不得卧

少阳，发热口苦，心烦不得卧，脉弦数者，此邪在表里之间，而胸中有热也。宜小柴胡汤加黄芩栀子之类，以和解之。

里病不得卧

病人小便不利，大便乍难乍易，时有微热，喘冒不能卧者，此有燥屎在肠胃也，宜大承气汤下之。

少阴不得卧

少阴病，得之二三日以上，心烦不得卧者，此寒伤阴也。二三日以上，寒极变热，热烦于内，故心烦不得卧。宜扶阴散热，主用黄连阿胶汤。

少阴病，下利六七日，咳而呕渴，心烦不得眠者，此里有协热及停水也。下利而渴为里热，咳呕心烦，内有蓄饮，宜分利水谷，以泄其邪，主用猪苓汤。

汗下后不得卧

太阳病，发汗后，胃中干躁，不得眠，欲饮水者，少少与之，令胃气和则愈。

中风，汗出而反躁烦，涩则无血，厥而且寒，阳微发汗，躁不得眠，此荣卫俱虚也。汗出反烦，为卫阳不足，脉涩无血，则荣亦虚，既见厥寒，又复发汗，重伤其阳，益增其躁，是以不眠。宜小建中汤，温复阳气。

伤寒下后，心烦，腹满，卧起不安者，此邪因下乘虚留胸中而为烦满。满则不能坐，烦则不能卧，故坐起不安。与栀子厚朴汤，吐烦泄满。

下后复发汗，昼日烦躁不得眠，夜则安静，不呕，不渴，无表证，脉沉微，身无大热者，此下后里虚而复汗之，则表里俱虚，夺其阳矣。阳旺于昼，得王必与邪争，故昼日烦躁不眠；夜则静者，阴乘权而虚阳不能争也。无表证而脉沉微，益征①阳虚，与干姜附子汤，退阴复阳，以救汗下之误。

发汗吐下后，虚烦不得眠，若剧者，必反覆颠倒，心中懊侬。此邪热乘虚客于胸中，虚烦郁闷，气浮于上，烦扰不眠也。心恶热，热甚则神昏，故剧者，有颠倒懊侬之症。经曰：高者因而越之。宜与栀子豉汤，涌吐胸中

---

① 征：证明。

之邪。

衄家不可汗，汗则额上陷，脉急紧，直视不眴，不得眠。此上焦既已夺血，而复汗之，是重亡津液也。血液虚，则经络枯，令陷脉急紧；诸脉皆系于目，故牵引之，使直视不眴；阴虚则阳扰，故不得眠。宜敛热滋阴，黄芩芍药汤主之。

火逆不得卧

伤寒脉浮，以火劫之，惊狂，卧起不得安者，桂枝去芍药加蜀漆牡蛎龙骨救逆汤主之。此邪在表，而误以火劫之，令汗大出，亡其阳也。亡阳则心液损耗，心气为虚，火邪内迫，则心神浮越，惊狂卧起不得安，故与桂枝汤，以解未尽之表邪。其去芍药者，避其阴寒，加蜀漆之辛香，散火邪之错逆，而牡蛎龙骨，则用其涩以固亡脱之阳也，故曰救逆。

阳明病，脉浮，发热汗出，腹满，身重，若加烧针，必怵惕，烦躁不得眠。此表里俱有热也。加以烧针，损动阴血，上焦客邪，益增蒸郁，故烦躁不得卧。宜栀子豉汤，以越去胸中之邪。

瘥后不得卧

瘥后余热，呻吟错语不得眠者，此热气与诸阳相并，阴气未复也。宜益阴敛热，视证脉消息之。

[附] 吴氏参论

阳明自汗，脉洪数，表里俱热，烦渴舌燥饮水者，白虎加人参汤主之。若蒸蒸发热便秘者，调胃承气汤。

伤寒已解，或因食复剧，烦闷，干呕，口燥，呻吟错语，不得眠者，黄连解毒汤主之。若表里大热，舌燥饮水者，人参白虎汤合解毒汤。

虚弱人，津液不足，及汗之后，虚烦不得眠者，酸枣仁汤、加味温胆汤、栀子乌梅汤、朱砂安神丸选而用之。

渴总论

伤寒渴者，邪传里也。邪在表则不渴，三阳虽有渴，不如三阴之甚。故太阴腹满嗌干，少阴口燥舌干而渴，厥阴则消渴。盖初传则热微而渴微，传深则热甚而渴甚也。然阳经之渴，须分标病本病，以行和表渗泄润燥攻实之殊；阴经之渴，须分本病传经，以尽清热与水顺下温经之变。至于传经尽时，病欲饮水，为自愈之候，但未可极意恣饮。论曰：勿多与。又曰：少少与之，令胃气和则愈。不尔，则悸动支结，喘咳干呕，诸水逆之证生焉。此原文所以切戒也。

阳 经 渴

太阳病，脉浮，小便不利，微热烦渴者，此经中邪未全解而传本也。脉浮微热，尚带表邪，以其入腑，热结津液，故小便不利而烦渴。宜施汗利兼行之剂，主用五苓散，和表通津。

伤寒无大热，口燥渴，心烦，背微恶寒者，此亦表未全罢，尚属太阳也。背为阳，背恶寒，口中和者，则少阴病也，当与附子汤。此口燥而渴，背微恶寒，为里有热，稍带表耳。宜白虎加人参汤，和表散热，以生其津。

太阳病，发热而渴，不恶寒者为温病。此积温成热，所以不恶寒，宜柴胡白虎桂枝去桂加人参汤。

阳明病，汗出多而渴者，不可与猪苓汤，以汗多胃中燥，复利其小便故也。按：胃之液蓄，天寒气降则为溺，天热气越则为汗，是汗溺一液也。汗多津液外泄，胃中已燥，故不可复用猪苓汤利其小便，宜白虎加人参汤。

太阳病，转属阳明，不恶寒，小便数，大便硬，不更衣十日无所苦，渴欲饮水，少少与之，但以法救之，渴者宜五苓散。此未经汗下而转入阳明者，当其小便数时，津液偏渗，故大便硬。然无所苦者，热初入阳明，未定为实，不过散漫熏蒸于上也。所以候其小便少，津液还入胃中，大便当复自出。欲饮水而少少与之，润其胃气，即救津液之法也。及大便出，小便少而渴复不止，此热又逆熏于胃也，故用五苓散，利其热从下出，以复津液。是皆以法救之也。

伤寒，脉浮发热，渴欲饮水，无表证者，太阳证罢，转入阳明也。主白虎加人参汤，以散里热。

少阳病，往来寒热，心烦喜呕，若渴者，此属半表半里，宜和解之。小柴胡去半夏加人参栝蒌汤，润燥生津。

伤寒四五日，身热恶风，项强，胁下满，手足温而渴者，此表未解而里不和也。小柴胡主之。

渴而心下硬痛，潮热不大便者为结胸，但硬不痛者为痞。与泻心汤不解，反渴而小便不利者，宜五苓散。方论见结胸痞门。

渴而头汗出者。见头汗。

阴 经 渴

少阴下利，六七日，心烦不眠，咳而呕渴者，猪苓汤。方论见不得眠。

下利欲饮水者，以有热故也，白头翁汤。此为里热较甚于猪苓汤之证，故用苦寒之剂，凉中除渴。

少阴舌干口燥而渴，尺寸脉俱沉，沉迟则四逆汤，沉疾则大承气汤。此以脉之迟疾分寒热，或温或攻，俱于沉脉中审而酌用之。

少阴口燥舌干而渴，身表凉，脉沉细者，泻心汤主之。少阴脉本沉细，身表凉而燥渴，则里有陷入之邪，故用泻心，所谓有形无形药也。

厥阴病，渴欲饮水者，少少与之则愈。邪至厥阴，为传经尽，欲汗解之时，渴欲饮水，少少与之，令胃气和润乃愈。

汗吐下后渴

太阳病，发汗后，大汗出，胃中干，烦躁，欲饮水者，少少与之，令胃气和则愈。若发汗已，脉浮数，烦渴者，五苓散主之。汗后脉浮数，表邪未尽也；烦渴，亡津液胃燥也，故宜五苓，和表润燥。此与伤寒汗出而渴者同一证治。但一由发汗表未尽解，一由传里自汗出，其胃燥亡津液无殊也，故不另标。

服桂枝汤，大汗后，大烦渴不解，脉洪大者，此表里俱有热也。宜白虎加人参汤，生津止渴，和表散热。

阳明病，脉浮而紧，发热汗出。若下之，渴欲饮水，口干舌燥者，此邪热因下而客于中焦也。宜散热润燥，白虎人参汤主之。若脉浮发热，渴欲饮水，小便不利者，此上中二焦本有热，因下后而热并客下焦也。故脉浮发热渴及小便不利，俱有之，是三焦俱带热矣。泄其下焦，则上中二焦邪热并从之而出，猪苓汤主之。

伤寒病，若吐若下后，七八日不解，热结在里，表里俱热，时时恶风，大渴，舌上干燥而欲饮水数升者，此吐下后当解不解，为表里俱热也。本因吐下，邪乘虚内陷为结，而表又未尽，是以时时恶风，知表里俱有热也。虽大渴饮水数升，然热未成实，散漫蒸膈，止宜散热生津，白虎加人参汤主之。

水　逆

中风发热，六七日不解而烦，有表里证，渴欲饮水，水入即吐，名曰水逆，五苓散主之。六七日当解不解而烦者，邪在表也。渴欲饮水，邪传里也。然里热少，则不能消水，停积不散，饮入即吐，所谓先呕后渴，当与水解，先渴后呕，为水停心下是也。故宜五苓，和表里以散停饮。

渴 欲 解

凡得病，反能饮水，此欲愈也。

伤寒大渴欲饮水，其腹必满，自汗出，小便利，其病欲解，此肝乘脾①也，名曰横，刺期门。论见腹满。

心下有水气，发热咳喘。发热不渴，服小青龙汤已，渴者，此寒去欲解也。宜小柴胡去半夏加栝蒌汤。

渴而发热，其脉不弦紧而浮弱者，汗出愈。见谵语。

下利脉弱，脉数而渴者，自愈。见下利。

［附］渴甚

阳毒，倍常燥渴者，黑奴丸。方见阳毒。

风温，渴甚者，宜栝蒌汤。考风温本门。

中暑，伏热，渴不已，酒蒸黄连丸。考中暑本门。

吴氏曰：凡渴当分六经而治。太阳经标热在表则不渴，若热传入膀胱之本则烦渴。脉浮数，小便不利也，五苓散，切不可与白虎汤。凡阳明病，脉长标热无汗而渴者，葛根解肌汤，或六神通解散，倍葛根以汗解之。若阳明传于胃中，本热恶寒，濈濈汗出而渴，脉浮洪数者，人参白虎汤。五苓不中与也。若阳明本热，或蒸蒸而热，潮热烦渴，舌燥口干饮水，大便实者，大柴胡汤或调胃承气

---

① 脾：赵刻本《伤寒论》作"肺"。

汤下之。少阳脉弦数，口苦咽干，发热而渴，小柴胡去半夏加栝蒌根。少阴口苦饮水小便色白者，此下有寒也。脉沉者，附子汤。若身寒厥逆，脉滑而口渴者，此里有热也，人参白虎汤。

谵语总论

谵者，谓呢喃而语也。又作谵，谓妄有所见而言也。皆胃中热盛，上乘于心，心为热冒，则神识昏乱而语言谬妄也。轻者睡中呢喃，重者寤亦妄语。诸谓谵语、独语、狂语及语言不休与言乱者，由其热之有轻重也。谵语与独语，虽时有妄错，若与人言有次第，是热未至于极者也。论曰：独语如见鬼状，若剧者，发则不识人。是病独语，未为剧也。狂语者，神昏无所觉，甚则至于喊叫而语，此热甚者也。言语不休者，又其甚者也。至于乱言，谓妄言骂詈①毒恶，不避亲疏，神明已乱，难可复制也。谵语之由，又自不同，有胃实燥屎在胃、有汗出、有火劫、有下利、有下血、有三阳合病、有过经、有亡阳，皆当明辨之。如此者，脉和则愈，脉短则死。又身微热，脉浮大者生；逆冷、脉沉，不过一日死。或气上逆而喘满，或气下夺而自利，皆为逆也。

胃实谵语

阳明病，谵语，发潮热，脉滑而疾者，承气汤。

---

① 詈（lì）：骂，责骂。

阳明病，谵语，有潮热，反不能食者，胃中必有燥屎五六枚，宜大承气汤。论见潮热。

汗出谵语

汗出谵语者，必有燥粪在胃中，此为风也。须下之，必过经乃可下之。下之若早，语言必乱。以表虚里实，故下之则愈，宜大承气汤。有燥粪则谵语，应下，以汗出表未罢，故云风也。必过太阳经，乃可下之。下之早，燥粪虽除，表邪乘虚陷胃，语言必乱，故又须下去热邪也。

阳明病，其人多汗，以津液出，胃中燥，大便必硬，硬则谵语，小承气汤。谵语止，勿更服。此由亡津液胃燥而谵语也。虽无大热内结，亦须小承气和其胃气。以本无实热，故但令胃燥得润而止。

二阳并病，太阳病罢，但发热，手足漐漐汗出，谵语者，下之则愈，大承气汤。论见手足汗。

火劫取汗谵语

太阳病，火劫，汗后身黄，小便难，身体枯燥，头汗喘满，或不大便，久则谵语。论见头汗。

太阳病，二日反燥，乃熨其背，大汗出，火热入胃，必发谵语。论见前。

少阴病咳，咳而下利，谵语，小便难者，被火气劫汗故也。此强责少阴汗，使津液内竭，里益虚而谵语也。用药宜复阳生津。

吐下汗温针后，谵语，柴胡证罢者，此为坏病。知犯何逆，以法治之。论见前。

发汗后谵语

伤寒，脉浮自汗，脚挛急，反攻其表，此误也。若胃气不和，谵语者，少与调胃承气汤。此阴阳俱虚，用复阳益阴之药，后而日久，邪入胃腑，仍有谵语者，故须少与调胃承气，以和胃气。论详自汗。

伤寒四五日，脉沉而喘满，沉为在里，而反发其汗，津液越出，大便为难，表虚里实，久则谵语，大承气汤。五六日，邪气入里之时，脉沉喘满，里证已具，当下而反汗之，越出津液，为里实便硬，必发谵语，仍须下之。

三阳合病，腹满身重，面垢，谵语，遗尿，发汗则谵语。此三阳合病，为表里有邪。阳明病中，本有谵语之症矣，若发汗攻表，则津液亡，燥热益甚，必发谵语。因而自汗出，与白虎汤，以解内外之热。

伤寒，脉弦，头痛发热，属少阳。少阳不可发汗，发汗则谵语，此属胃。胃和则愈，胃不和，则烦而悸。此以发少阳之汗，亡津液而胃燥，邪传入胃，必发谵语者，当与调胃承气汤下之，胃和则愈。不下则少阳木邪干之，则烦而悸。

下后谵语

伤寒八九日，下之，胸满烦惊，小便不利，谵语，一身尽痛，不可转侧者，柴胡加龙骨牡蛎汤主之。此因下而成错杂之病也。八九日，热邪复传阳经之时，下之则热乘虚客于胸中，内热乘心，不行津液，致生诸症，故用错杂之药以治之。汤中有大黄者，所以逐内热而止谵语也。

发汗亡阳，谵语者，不可下，与柴胡桂枝汤，和其荣卫，以通津液自愈。

下血谵语

阳明病，下血谵语者，此为热入血室。但头汗出者，刺期门，随其实而泻之，濈然汗出而解。热入血室而谵语者，心主血，得热则神明乱也。刺期门，以散血室之热，阳明邪散，则荣卫通而津液复，乃汗出而解。

妇人中风，发热恶寒，经水适来，得之七八日，昼则明了，暮则谵语者，无犯胃气及上二焦，必自愈。《活人》以小柴胡汤主之。论见妇人伤寒。

过经不解谵语

伤寒十三日不解，过经谵语者，以有热也，当以汤下之。此由阳明胃热，故过经不解而谵语也。下之当选用诸承气汤，不如法则病不除。故下文有云：医以丸药下之，非其治也。虽令下利而脉和，内实仍在，复用调胃承气汤，以下胃热。

虚脱谵语

《素问》云：谵语者，气虚独言也①。《难经》云：脱阳者，见鬼。故海藏②用黄芪汤治伤寒或时悲哭，或时嬉笑，或时太息，或语言错乱失次者，谓其神不守舍耳。两手脉浮沉不一，举按全无力，浮之损小，沉之亦损小，皆阴脉，故手足冷，脉微细而谵语者也。前汤加干姜，甚者用调中丸、理中丸、四逆汤。

【附】戴氏③曰：经云：实则谵语，虚则郑声。二者本不难辨，但阳盛里实与阴盛隔④阳，皆能错语⑤，须以他证别之。大便秘，小便赤，身热烦渴而妄言者，乃里实之谵语也。小便如常，大便洞下，或发躁，或反发热而妄言者，乃阴隔阳之谵语也。里实宜下，调胃承气汤。热燥甚而语言不休，大渴喜饮，宜理中汤。阴隔阳，宜四逆汤、附子理中汤。

郑 声 辨

郑声者，频烦殷勤也。谓止将一事频烦殷勤言之。盖神气不足，不能更易而但守一声，与谵语之错出不伦者异矣。此虚实之分也，治法但于前虚脱条求之。

---

① 谵语……独言也：通行本《素问》中未见此句，《素问·厥论篇》新校正引全元起云："谵言者，气虚独言也。"

② 海藏：即王好古，字进之，号海藏，元代医家。著《阴证略例》等。

③ 戴氏：即明代医学家戴原礼（1324－1405），名思龚，号素斋。

④ 隔：疑为"格"字。下同。

⑤ 错语：指语言错乱，语后自知言错的症状。

吴氏曰：大抵郑声，乃因正气将脱而语言不足之貌。如手足并冷，脉息沉细，口鼻气息短少，言微无力，气不应息者，皆元气将脱也。或吃逆不止，神昏气促，不知人事者死。如气息不促，手足颇温，其脉沉细而微，急以附子汤倍人参主之。或以接气丹、黑锡丹兼进一二服，以助其真气，或浓煎人参汤，徐徐与之，未可用附子者，以三白汤倍人参主之。

发狂总论

经曰：邪入于阳则狂。又曰：重阳者狂。诸经之狂，为阳盛也明矣。狂之发作，少卧不饥，妄语笑，妄起行，弃衣而走，登高而歌，甚则逾垣上屋，皆由热毒在胃，并于心，邪热亢极使然，非吐下不能已。亦有当汗不汗，瘀热在里，下焦蓄血而如狂者，小便必利，此特如狂未至于狂耳。其或熏熨迫汗，灼艾烧针，令人烦躁，卧起不安，则谓之火邪惊狂，又与发狂不类也。至若狂言，目反直视，为肾绝，汗出辄复热，狂言不能食者，皆死证也。非药石所能及矣。

瘀热发狂

太阳病六七日，表证尚在，脉微而沉，反不结胸，其人发狂者，以热在下焦，少腹当硬满，小便自利，下血乃愈。所以然者，以太阳随经，瘀热在里故也。抵当汤主之。方论见太阳部。

蓄血如狂

太阳病不解，热结膀胱，其人如狂，血自下者愈。其外不解者，尚未可攻，当先解外。外解已，但少腹急结者，乃可攻之，宜桃仁承气汤。

太阳病身黄，脉沉结，少腹硬，小便不利者，为无血也。小便利，其人如狂者，血谛证①也，抵当汤主之。方论见太阳部。

火劫惊狂

伤寒脉浮，以火迫劫之，亡阳必惊狂，起卧不安。方论见太阳部。

［附］阳毒

凡病人，烦躁狂走，妄言叫骂，面赤咽痛，鼻如烟煤，或身斑如锦，或下利赤黄，此阳毒也。表者，阳毒升麻汤、黑奴丸。里者，大黄散、三黄汤、升麻葛根汤加大黄。狂走者，水调瓜蒂末吐之。

发 汗 狂

病发于少阴，不当正发，医见其恶寒，遂强发之，汗漏不止，其人亡阳，故狂。大与阴极发躁同，当用阴燥之药，加以收敛之剂，玉屏风散加熟附子一钱，仍外以温粉扑之。或冷汗自出，手足逆冷，其人狂不止者，宜四逆汤冷进。

---

① 血谛证：赵刻本《伤寒论》作"血证谛"，当从。

发狂而肌表虽或热，以手按之则冷透手，或肩背胸胁有斑数十点，脉极沉细，用干姜附子汤，佐人参冷进。

汗 解 狂

阳明病，欲食翕翕如有热状，奄然发狂，濈然汗解。论见①。

循衣摸床论

循衣摸床，危恶之候也。有二证，其一由太阳中风，以火劫汗，因成坏病，捻衣摸床，小便利者生，不利者死；其一由阳明里热之极，循衣摸床，脉弦者生，涩者死。此在仲景论中有证而无法，后代如娄氏，治此多用大补气虚之剂，而陶氏名曰撮空证，谓元气虚不能自主持，方用升阳散火汤，今之遵用者多矣。按原论二证，一由火劫亡阳，一由热极昏冒。亡阳者，以小便为生，谓其元气未败而津液行也。热极者，以脉弦为生，谓弦脉为阳中之阴，阳以阴为根，其阳不至于孤亢，而元气有所维系也。然则升阳散火，救元气于孤危，可谓善师仲景者矣。

循衣摸床二证

太阳中风，以火发汗，邪风被火，两阳相熏，其身发黄。阳盛则欲衄，阴虚则小便难。但头汗出，口干咽烂，或不大便，久则谵语，甚者至哕，手足躁扰，捻衣摸床。

---

① 论见：之后疑脱"阳明"二字。

小便利者可治。论详头汗。

伤寒，若吐若下后不解，不大便，五六日上至十余日，日晡所发潮热，不恶寒，独语如见鬼状。若剧者，发则不识人，循衣摸床，惕而不安，微喘直视。脉弦者生，涩者死。论详潮热。

呕吐总论　干呕欲吐

呕者，声物兼出也。吐者，但吐出其物而无声。故有干呕而无干吐。呕有责为热者，有责为寒者，至于吐家，则悉属之虚冷也。故或郁热宜下，或寒饮宜温，或水停心下，或胃脘有脓，诸如此者，并须详明，勿拘一法。然大抵伤寒表邪欲传里，里气上逆则为呕，是以半表半里证多云呕也。伤寒三日，三阳为尽，三阴当受邪，其人反能食而不呕，此为三阴不受邪，是知邪气传里者，必致呕也。故诸证中，和解破饮散逆者，十之七八，而攻下者，一二见焉。经曰：呕多，虽有阳明证，不可攻。谓其气逆而未收敛为实也。至于阴经吐利，必逆冷，脉沉微者，而后理中四逆，因病以施，此又与传经呕判然者矣。故呕而脉弱，小便复利，身有微热，见厥者，即为难治，以其虚寒之甚也。若呕家有痈脓者，则不必治，脓尽自愈。

表　病　呕

太阳病，或已发热，未发热，必恶寒，体痛，呕，脉阴阳俱紧者，此为伤寒，麻黄汤。方论见前部。

半表里呕

伤寒六七日，发热微恶寒，肢节烦疼，微呕，心下支结，外证未去者，柴胡加桂枝汤主之。六七日，邪当传里之时，呕而心下支结者，里证也。法当攻里，以其微恶寒，支节烦疼，为外证未去，故宜和解之。

太阳与阳明合病，不下利，但呕者，葛根加半夏汤。论见合病。

伤寒呕多，虽有阳明病，不可攻之。黄芩生姜半夏汤、小柴胡汤。呕多则邪气上逆，病在上焦，未入胃也。故虽有阳明证，止须和解散逆之剂。

食谷欲呕者，属阳明也，吴茱萸汤主之。得汤反剧者，属上焦也，葛根半夏汤或栀子豉汤、黄芩汤选用。胃有寒邪，则食谷不受，用吴茱萸汤以温之。得汤反剧，则知风热上熏不能纳也。故用越胸中客邪散气逆之药，以治上焦。

阳明病，胁下硬满，不大便而呕，舌上白苔者，可与小柴胡汤。此邪未入腑也，虽不大便而呕，以胁下满，舌上白苔，知犹在表里之间，故与和解之。上焦得通，津液得行，而胃和矣。

少阳病，呕而往来寒热，胸胁苦满者，小柴胡汤。方论见少阳部。

渴　呕

先渴后呕者，为水停心下，赤茯苓汤或猪苓汤。

先呕后渴者，此为欲解，少少与之水则愈。

烦 呕

呕而心烦，若因汗吐下后者，栀子生姜豉汤。此因汗吐下后里虚而邪留胸中，呕逆而烦也。栀子豉所以涌在上之邪，加生姜者，散逆也。若未曾汗、吐、下后，呕烦兼咳而渴者，宜猪苓汤。方论见不得卧。

厥阴病，厥而呕，胸胁烦满者，其后必便血，黄芩芍药汤、抵当汤。

蛔 呕

蛔厥者，其人当吐蛔。今病者静而复时烦，此为藏寒。蛔上入膈故烦，须臾复上，得食而呕又烦者，蛔闻食臭出，其人当自吐蛔。乌梅丸。方论见吐蛔。

下 利 呕

太阳与少阳合病，下利而呕者，此为热也，黄芩加半夏生姜汤。方论见合病。

太阴之为病，腹满而吐，食不下，自利益甚，时腹自痛，此阳邪传里也。胃中邪壅，上不得降，则腹满吐食，下不得上，自利益甚。法当调中清热，黄芩芍药之类。若下之，必胸下结硬。

少阴病，下利六七日，呕而烦渴，猪苓汤。同前烦呕条。

少阴病，下利，脉微涩而汗出，必数更衣反少者，当温其上，灸之。脉微涩者，气血俱虚也。下利呕而汗出，为亡阳亡血，津液不足，里有虚寒，故数更衣而反少。灸之助阳消阴，如代之以药，法在温其上而已。

少阴病，至四五日，腹痛，自下利，其人或呕者，此为有水气，真武汤去附子加生姜主之。此肾病不能制水，水气停蓄，则内之寒湿胜而水谷不分也。与真武汤散寒湿，附子善走，生姜散逆，以其寒饮在上而呕，故减附而增姜。

下 后 呕

伤寒五六日，呕而发热，柴胡证具，而以他药下之，柴胡证仍在者，复与小柴胡，则表里和解，荣卫通，汗出而愈。

太阳病，过经十余日，反二三下之，后四五日，柴胡证仍在者，先与小柴胡汤①。呕不止，心下急，郁郁微烦者，为未解也，与大柴胡下之则愈。此屡经攻下而表里俱未和也。呕不止，心下急烦，为邪热之甚，结于胃中，熏蒸清道，非以苦寒直折之不可，此又不可拘于呕多不可攻之法也。

太阳病，过经十余日，心下嗢嗢欲吐，而胸中痛，大便反溏，腹微满，郁郁微烦。先此时自极吐下者，与调胃承气汤。若不尔者，不可与此，以吐下邪热入胃也。欲吐

---

① 汤：赵刻本《伤寒论》无"汤"字。

微烦，胸中痛，当责邪热客于胸中，大便反溏，腹微满则邪热已干于胃也。若未经吐下，止是传邪，犹属柴胡证，当与小柴胡，以除上中二焦之邪。若经吐下伤损胃气，邪乘虚入胃为实，与调胃承气，以下胃热。盖以呕而便溏，知其极下也。

本自寒下，医复吐下之，寒格更逆吐下，若食入口即吐，干姜黄连黄芩人参汤。此寒邪传里，本自寒下，医反吐下之，损伤正气，寒气内拒，是为寒格，食入即吐，故用芩、连反佐干姜，以通其格。加人参者，复其下陷之正气也。

干呕欲吐

太阳中风，阳浮阴弱，发热恶寒，鼻鸣干呕者，桂枝汤。

伤寒表不解，心下有水气，干呕发热而咳者，小青龙汤。

胁下痛，干呕，短气者，十枣汤。以上方论俱见源部。

太阳病，转入少阳者，胁下硬满，干呕不能食，往来寒热，尚未吐下，脉沉紧者，与小柴胡汤。此未经吐下，脉沉紧，邪虽传里已深，尚未全入腑也，故仍主小柴胡。此证与十枣汤证同一胁痛、干呕，而一则无表证，有伏饮，一则有半表证，未经吐下，故治法迥异。

伤寒，胸中有热，胃中有邪气，腹中痛，欲呕吐者，黄连汤。此邪气传里而为下寒上热也。胃中有邪气，阴不得升，而独治于下，为下寒腹中痛；阳不得降，而独治于上，为胸中热，欲呕吐。与黄连汤，升降阴阳之气。

少阴病，饮食入口即吐，心中嗢嗢，欲吐不能吐，始得之，手足寒，脉弦迟者，此胸中实，不可下，当吐之。若膈上有寒饮，干呕者，不可吐也，急温之，宜四逆汤。此传经之邪，与膈上之寒，别吐、呕为证治也。少阴之脉，从肺出络心，注胸中。邪客于上，胸中阳气不得宣发，故手足寒，脉沉迟，邪实而食不得入，欲吐复不能吐也，法当因而越之。若膈上有寒饮，亦使人心中嗢嗢，手足寒，但无物而干呕耳，故宜急温之。

少阴病，下利清谷，手足厥冷，干呕，外热，脉微欲绝者，通脉四逆汤。此阴甚于内，格阳于外，不相通也。故与通脉四逆，散阴复阳。

病解后，虚羸少气，欲吐者，竹叶石膏汤。病后津液不足，故虚羸少气；余热未尽，故气逆欲吐。宜调胃散热，故与竹叶石膏汤。

【附】戴氏曰：若太阳不与少阳阳明合病，而独见太阳证，或吐泻者，恐病人膈间素有痰饮停饮伤滞，且以二陈汤定之。候呕吐定，徐进太阳经药。若先呕后渴者，宜猪苓汤。先渴后呕者，宜治膈间之水，小半夏茯苓汤。渴欲饮水，水入即吐，名曰水逆，由心经受热而小肠不利也，宜五苓散。吴氏曰：凡呕吐见少阳诸症者，并小柴胡倍加半夏生姜主之。热少减黄芩，口干加干葛、栝蒌根，心烦加姜汁炒黄连，心下痞满加枳实；若潮热内实，不大便，呕不止，心下郁郁微烦者，大柴胡下之。凡太阴腹痛呕吐，脉沉者，理中汤加半夏、陈皮、藿香、厚朴、生姜之类，寒甚加附子。凡少阴饮食入口即吐，喔喔欲吐复不能吐，手足寒，脉沉细者，四逆汤加半夏、生姜、橘皮之类。凡厥阴呕吐涎沫，逆冷，脉沉微者，吴茱萸四逆汤加半夏、生姜、陈皮之类。

口苦咽干总论 舌干燥　口干燥　咽喉不利　口伤烂赤

咽干、口燥、舌涩，俱为热病症，但有微甚耳。惟太阳中寒，桂枝附子汤证。由误汗咽干作干姜甘草汤以复其阳者，随其逆治坏病者也，非其治本寒也。余若阳经自受之邪，阴经传入之邪，于夫汗、下后损涸津液之证，皆本于热。其间治法，或和解，或微汗，或急下，或微下，当互考渴条，视证之兼见者，而施轻重之治，斯不谬矣。

阳经口苦咽干

阳明中风，口苦咽干，腹满微喘，发热恶寒，脉浮而紧，或用麻黄小柴胡汤。汗出身重者，忌汗下针。论见阳明病。

少阳，口苦，咽干，目眩，小柴胡汤。论详目眩。

阴经口燥咽干

少阴病，得之二三日，口燥咽干者，急下之，大承气汤。

二三日便作口燥咽干，是热之深传速也，故曰急下之，以全肾水。凡病邪入腑，胃热归聚而土燥，土燥则肾水涸，用大承气，泄去胃实，肾水斯救矣。

误汗咽干

伤寒脉浮，自汗，小便数，心烦，微恶寒，脚挛急，本桂枝附子汤证，反与桂枝汤攻表，得之便厥，咽干，烦躁，吐逆者，甘草干姜汤。论见太阳部。

舌干燥

伤寒吐下后，七八日不解，表里俱热，时时恶风，大渴，舌上干燥而烦者，白虎加人参汤。论详渴条。

本下之，心下痞，与泻心汤，痞不解，其人渴而口燥烦，小便不利者，五苓散。详痞条。

太阳病，重发汗，复下之，不大便五六日，舌上燥渴，日晡小有潮热，从心下至小腹硬满而痛者，大陷胸汤。详结胸条。

口干燥

阳明病，口燥，漱水不欲咽者，必衄。黄芩芍药汤、犀角地黄汤。

脉浮发热，口干鼻燥，能食者，必衄。黄芩汤。详阳明部。

阳明病，汗，若下后，渴欲饮水，口干燥者，白虎加人参汤。详渴条。

少阴病，自利清水，色纯青，心下痛，口干燥者，急下之，大承气汤。此胃土实热而然也。土实则水清，水谷不相混，故自利清水，其色纯青。青者肝也，为肝邪传肾。缘肾之经脉，从肺出络心，注胸中，故心下痛。急下之，去实热，逐肾邪，与阳明下法相同，以其入腑之理一也。

咽喉不利

厥阴伤寒六七日，大下后，寸脉沉而迟，手足厥冷，下部脉不至，咽喉不利，唾脓血，泄利不止者，难治。麻黄升麻汤。

口伤烂赤

伤寒，一二日至四五日而厥者，必发热。应下之，反发其汗，必口伤烂赤。

【附】吴氏曰：少阴脉疾可下；脉沉，附子汤加知母、黄柏、麦冬、五味、花粉。若虚热，病后烦热不解者，以竹叶石膏汤，去半夏，加花粉润之。凡汗吐下后，口燥咽干，此津液衰少，肾水不升，虚火上炎也，宜生津益气汤，或竹叶石膏汤。若脉沉微，足冷，舌燥者，多难治。其少阴有急下以救肾水之例，若虚人水竭火燥不可下者，以补中益气汤倍加人参、五味、麦冬、花粉、黄柏、知母，滋水也。

眩总论

上焦元气虚则眩。眩者，目无常主。眊①为眼花，眩为眼黑，眩冒为昏冒，三者形俱相近也。少阳之为病，口苦，咽干，目眩。以少阳居表里之间，表渐传里，表中阳虚，故时时目眩。太少二阳并病，头项强痛，或眩运②、眩冒③及汗吐下后，起则头眩与眩冒者，皆责之阳虚也。故《针经》曰：上虚则眩，下虚则厥。惟阳明中风，但头眩，不恶寒者，此则风主眩也。凡此皆非逆候。及其诸逆发汗剧者，言乱目眩者，少阴病下利止而头眩、时时自冒者，死期已迫，神医莫为也。

风热头眩

阳明病，但头眩，不恶寒，故能食而咳，其人必咽痛。若不咳者，咽不痛。

阳明病，脉迟，食难用饱，饱则微烦头眩，必小便难，欲作谷疸，须下之。方论见阳明部。

少阳之病，口苦，咽干，目眩，此表阳虚也，用小柴胡汤加天麻。

吐下后眩

太阳病，若吐若下后，心下逆满，气上冲胸，起则头

---

① 眊（mào冒）：眼睛失神，视物不清。
② 眩运：即眩晕。
③ 眩冒：目眩头晕，甚至昏厥之证。眩，眼前发黑；冒，头觉昏蒙，甚至昏厥。

眩者，表虚阳不足也。宜真武汤，和经益阳。

伤寒吐下后，发汗，虚烦，脉甚微，八九日心下痞硬，胁下痛，气上冲咽喉，眩冒，经脉动惕者，久而成痿。详见痿条。

往来寒热总论

往来寒热者，邪正分争也。邪居表多，则寒多而热少；邪居里多，则热多而寒少；邪在半表半里之间，外与阳争而为寒，内与阴争而为热，表里之不拘，内外之无定，由是寒热往来而无常也。故用小柴胡，立诸加减法，以和解之。若寒热如疟，与发热恶寒，皆似是而非也。如疟者，作止有时，正气与邪争则作，分则止矣。往来寒热，则止作无时，或往或来，日有三五发，甚至十数发，此其与疟异也。病至十余日，热结在里，复往来寒热，亦宜大柴胡，表里双撤之。

半表里往来寒热

伤寒五六日，中风，往来寒热，胸胁苦满，默默不欲饮食，心烦喜呕，诸或见症，小柴胡汤主之。方论详少阳部。

本太阳病，转入少阳，胁下硬满，干呕，往来寒热，尚未吐下，脉沉紧者，与小柴胡汤。方论见干呕。

热结里复往来寒热

伤寒病，十余日，热结在里，复寒热往来，与大柴胡汤。但结胸无大热者，此为水结在胸膈也，但头微汗出，大陷胸汤主之。论见头汗。

汗下后往来寒热

伤寒五六日，已发汗而复下之，胸胁满微结，小便不利，渴而不呕，但头汗出，往来寒热，心烦者，此为未解也，柴胡桂枝干姜汤主之。方论见头汗。

胸胁满痛总论

邪气传里，必先自胸而胁，以次①经心腹而入胃也。是以胸满多带表证，胁满多带半表半里证，如下后脉促胸满者，桂枝去芍药汤。又太阳与阳明合病，喘而胸满者，不可下，宜麻黄汤。二者属表，须汗之，盖胸中至表犹近也。及胁则不更言发汗，但和解而已。论曰：设胸胁满痛者，及胸胁满不去者，与夫本太阳病不解，传入少阳，胁下硬满，干呕，往来寒热，脉沉紧者，俱宜小柴胡和之也。大抵邪初入里，犹未停留为实，但郁积生满者，和解斯可矣。若留于胸中，聚而为实，又非吐下之不可已。如发汗若汗之烦热胸中窒者，栀子豉汤。若胸中痞硬，气上冲咽喉不得息者，此胸中有寒，瓜蒂散。二者均是吐剂，又当知栀子吐虚烦客热，瓜蒂吐痰实宿寒也。《明理论》②中别有心下满一条，今于结胸与

---

① 以次：按次序。
② 明理论：即金代成无己的《伤寒明理论》。

痞两门，较旧论为详矣。

阳经胸满

太阳与阳明合病，喘而胸满者，不可下，宜麻黄汤。此阳气不宣发，壅逆于上也。胸满非里实，故不可下，虽有阳明病，然与太阳合为属表，是宜麻黄汤汗之。

病如桂枝证，头不痛，项不强，脉微浮，胸中痞硬，气上冲咽喉不得息者，此为胸有寒也。当吐之，瓜蒂散。论见太阳部。

阳明病，大便溏，小便可，胸胁满不去者，小柴胡汤主之。方论见潮热。

阴经胸满

少阴病，下利咽痛，胸满心烦者，猪肤汤。方论详少阴部。

厥阴病，手足厥冷，脉乍紧者，邪结在胸中，心中满而烦，饥不能食者，病在胸中，当须吐之，瓜蒂散。方论详厥阴部。

下后胸满

太阳病，发汗若下之，而烦热胸中窒者，栀子豉汤。此邪热乘下后，阳气虚亏，客于胸中，结而不散，故烦满之症见，与栀子豉，吐胸中之邪。

太阳病，下之，脉促胸满者，桂枝去芍药汤。方论详太阳部。

下后胸满，小便不利，若兼惊烦谵语，身重不可转侧者，柴胡加龙骨牡蛎汤。方论见惊。

太阴之为病，腹满而吐，食不下，自利益甚，时腹自痛。若下之，必胸下结硬。方论详太阴部。

胸　痛

病胸中诸实，胸郁郁而痛，不能食，欲使人按之，而反有涎唾，下利十余行，其脉反迟，寸口脉微滑，此可吐之，利则止。

吐下后嗢嗢欲吐，胸中痛，大便溏，腹满而烦者，宜调胃承气汤。详见呕吐。

［附］胸满治逆

少阳中风，两耳无所闻，目赤，胸满而烦者，若吐下之，则悸而惊。救逆，小柴胡去黄芩加茯苓汤。方论详少阳部。

结胸藏结痞气辨

经曰：按之痛，寸脉浮，关脉沉，名曰结胸。如结胸状，饮食如故，时时下利，寸脉浮，关脉细小沉紧，名曰藏结。满而不痛者，此为痞也。

结胸之证，分辨须明，然所以致此者，皆由下后邪气乘虚入里耳。结藏者深，结胸中次之，痞又轻于结胸矣。故经于藏结文下曰：舌上白苔滑者，难治；藏结无阳证，不往来寒热，其人反静，舌上胎滑者，不可攻；病胸中素有痞，连在脐旁，引入少腹入阴筋者，此名藏结，死。夫藏，阴也。邪与阴结，则为病深，苔白苔滑，皆内有寒，故不可攻，故难治，邪入阴筋则死。病证无多，治法亦无庸赘耳。若夫结胸与痞，经曰：病发于阳反下，热入因作结胸；病发于阴反下之，因作痞。所以成结胸与痞者，皆责下之太早也。而邪之微甚，症之错杂，晰之不可不精，择之不可不确，是以胪列结胸、痞气，按原论而详敷证治于后焉。

结胸

太阳病，脉浮而动数，医反下之，成结胸。

论曰：太阳病，脉浮而动数，头痛发热，微盗汗出而反恶寒者，表未解也。医反下之，动数变迟，膈内拒痛，胃中空虚，客气动膈，短气躁烦，心中懊忱，阳气内陷，心下因硬，则为结胸，大陷胸汤主之。

浮而动数，皆阳脉也，此为邪在表矣。盗汗固属半表半里，以其头痛，发热恶寒，知表之未解，奈何医反下之耶？所以脉之动数者变为迟，而胃中空虚，结胸诸症见焉。原主大陷胸汤者，按：《金匮要略》云：动气①不足以息者，实也。短气躁烦，心中懊忱，皆邪热为实。阳气内陷，气不得通于膈，壅于心下，为硬满而痛，成结胸。与陷胸汤，以下结热。此因症之论也。迨后丹溪辨驳谓在表攻里，可谓虚矣。今得误下，动数变迟，又曰胃中空虚，

---

① 动气：赵刻本《金匮要略》胸痹心痛短气病篇为"短气"。

又曰短气烦躁，虚不已甚乎！已下者，不可再下，岂大陷胸迅攻之可用耶。况经文结胸浮大者，不可下，下者死。又曰结胸症具，烦躁者死。今脉浮又烦躁，大陷胸汤果可用乎？此又因脉并下后证之论也。以愚参之，《金匮》所云硬满而痛，此为阳气内陷，诚邪热为实，自非迅剂涤荡壅邪不可。丹溪之论，特以脉变迟，胃中虚，切切①致慎，亦仁人之用心矣。然则衷而断之，宜如何哉？曰脉与症者，可互勘也。脉迟者，若按之有力，是阳邪内陷，外症必拒痛甚，烦躁懊恼无聊，脉之迟正以数反变，所谓亢制耳。此用大陷胸，有是病，用是药，又何疑焉。设若脉不搏手，或元气素虚之人，此表邪因下陷留膈上，先用栀子豉汤，吐其在上之邪。随用四君理中等剂，调补胃气，固神明之在人矣。

太阳病重发汗而复下之成结胸

论曰：太阳病，重发汗而复下之，不大便五六日，舌上燥而渴，日晡所小有潮热，从心下至小腹硬满而痛不可近者，大陷胸汤主之。

重发汗而复下之，则内外重亡津液，此所以邪热内结，致有不大便、燥渴之症。热邪陷入胃中，故日晡小热。而一腹之中硬满而痛者，上下邪气俱甚也。与大陷胸，以下其邪宜矣。

---

① 切切：务必，必须。

太阳病心下结脉微弱反下之成结胸

经曰：太阳病，二三日，不能卧，但欲起，心下必结，脉微弱者，此本有寒分也。反下之，若利止，必作结胸。

病二三日，邪在表也。心下结，故气壅满而不能卧。本有寒，故脉微弱。医徒以其结而下之，是谓虚虚。太阳表邪乘虚入里，利止则留结胸中，法当用理中汤加桂枝甘草治之。如利未止，次日复下利者，是邪攻肠胃成协邪下利之证矣。

太阳少阳并病反下之成结胸

经曰：太阳少阳并病，而反下之，成结胸，心下硬，下利不止，水浆不下，其人心烦。

太阳少阳并病，为邪气在半表半里，而反下之，二经之邪乘虚而入。太阳表邪入里，结于胸中为结胸，心下硬；少阳里邪乘虚下入肠胃，遂利不止。宜生姜泻心汤，去胸中之邪，益胃虚之气。

水 结 胸

经曰：伤寒十余日，热结在里，复往来寒热者，与大柴胡汤；但结胸，无大热者，此为水结在胸胁也，但头微汗出者，大陷胸汤主之。

十余日，热结在里，可下之证。以其寒热往来，为邪正分争，故用大柴胡缓撒之。结胸无大热，但头微汗出，是知水饮停蓄不得外泄，与大陷胸，以逐其水。《活人书》主小半夏加茯苓汤及小柴胡去枣加牡蛎汤，此又平稳从容之剂，而于虚人尤宜也。

血 结 胸

其症胸满硬痛，手不可近，嗽水不欲咽，喜忘，如狂，大便黑色，小便自利，宜犀角地黄汤。

此为蓄血在上，故结胸之痛，手不可近者，知血病也，而复有如狂、便黑之诸症符焉。此用犀角地黄以清上，行血中之邪，为甚当也。

寒实结胸

论曰：病在阳，应以汗解之，反以冷水与之，若灌之，其热被劫不得去，弥更益烦。肉上粟起，意欲饮水，反不渴者，服文蛤散。若不瘥者，与五苓散。寒实结胸，无热症者，与三物小陷胸汤，白散亦可服。

此水寒束热也。文蛤散，去表中之水，不已，将传里，故用五苓利之。所谓寒实结胸者，始热在表，因水寒制之，不得外泄，内攻于里，结于胸膈。本以水寒伏热为实，故云寒实。热悉收敛于内，故无大热。用小陷胸汤，以下逐之，白散下热，故亦可服。然按白散中用巴豆者，盖资其辛热以透寒凝之水气，使膈上伏邪，因之开利，故曰寒实，非实寒也。戴氏云：寒实结胸，虽痛而无烦躁等症。此因下后虚逆，寒气独结，宜理中汤加枳实。是又因虚逆，用参术干姜加枳实，以开结邪，与白散之法相表里也。

小 结 胸

论曰：小结胸①病，正在心下，按之则痛，脉浮滑者，小陷胸汤主之。

手按之而后痛，异于痛不可近者；正在心下，异于一腹之间，上下俱痛者；脉浮滑，异于脉沉紧与寸浮关沉者。盖热结未深，故曰小结胸，亦止用小陷胸汤，散结泄热而已。

不因下而自成结胸

论曰：伤寒六七日，结胸热实，脉沉而紧，心下痛，按之石硬者，大陷胸汤主之。

伤寒六七日，是传里之实热也。脉沉为在里，紧为里实，心下痛，按之石硬，是为结胸。法当大陷胸汤，逐其结热。张氏曰：此不云下后，而云伤寒六七日，结胸热实，是不必因下早而亦结胸者何也？盖下早结胸，事之常；热实结胸，事之变。此热实传里结胸，乃法之关防不尽者，故仲景述其证，以注方于其下也。按：此结胸，又因失下而成者，经云：热已入深，久不攻之，亦至结实，名曰三死一生，是失下也。若执陶氏所云，未经下者，非结胸，未免固塞矣。故事虽变而理不可遗者，此又不可不详也。

---

① 胸：原无，据赵刻本《伤寒论》补。

结胸项强

论曰：结胸，项亦强，如柔痓状。下之则和，宜大陷胸丸。

即结胸中，心下紧实，但能仰而不能俯，是项强亦如柔痓之状，用大陷胸丸，取其搜逐润利，下泄实满耳。海藏云：大陷胸汤，太阳入本药也；大陷胸丸，阳明药也；小陷胸汤，少阳药也；大陷胸治热实，用丸则兼治喘，小陷胸则兼治痞也。

头项强痛时如结胸

论曰：太阳与少阳并病，头项强痛，或眩冒，时如结胸，心中痞硬者，当刺大椎第一间、肺俞、肝俞，慎不可发汗。发汗则谵语，脉弦。

此邪在半表半里，太阳少阳相并为病，不纯在表，故不但头项强痛，而或眩冒，未全入里，故时如结胸，心下痞硬。刺肺俞，泄太阳之邪，刺肝俞，泄少阳之邪，不可发汗，使亡津液，以损动胃气而变生他证。此如结胸证，治之所为分辨也。

妇人热入血室如结胸

论曰：妇人中风，发热恶寒，经水适来，得之七八日，热除而脉迟身凉。胸胁下满如结胸状，谵语者，此为热入血室也，当刺期门。

热入血室病，男子妇人皆有之，此专指如结胸一证。

谓妇人发热，经水适来，热乘虚入留血室，外虽身凉而有谵语，胸胁满如结胸者，此为邪气留结于胸而不去，必刺期门，随其实而泻之也。盖妇人热入血室，有不须治而愈者，则伤寒发热，经水适来，昼则明了，暮则谵语，余无别症，彼热随经血而散，里无留邪，必自愈，可不须治。若妄治之，有犯胃气及上二焦，则变生矣。故用小柴胡于此证，则动胃气、犯上焦；用刺期门于此证，则犯中焦也。其所云妇人中风，七八日续得寒热，发作有时，如疟状者，此为热入血室，其血必结，则小柴胡汤主之。故如结胸证所以有辨也。

痞

柴胡证具以他药下之成痞

伤寒五六日，呕而发热者，柴胡证具，而以他药下之，若心满而不痛者，此为痞，宜半夏泻心汤。

下后邪气传里，甚则心下硬满而痛，为结胸。邪留微则满而不痛，但脾不能行，气结而不散为痞。故用半夏泻心，行气下膈，取其辛以散结，苦以泄热，甘以益脾耳。此痞证，多属虚热，而诸泻心汤，亦最有斟酌也。成注引经云：病发于阴反下之，因作痞。以释此条。细思此义，未确柴胡证具，属半表半里，是未全入里，岂可据病发于阴之论以例此乎？

中风医反下之成痞

伤寒中风，医反下之，其人下利日数十行，谷不化，腹中雷鸣，心下痞硬而满，干呕心烦不得安。医见心下痞，复下之，其痞益甚。此非结热，但以胃中虚，客气上逆，故使硬也，甘草泻心汤主之。

邪气在表，医反下之，虚其肠胃，里虚邪陷，客气上逆，故见症如上。复下之，安得痞不益甚乎？攻痞药中倍加甘草者，补虚和胃耳。汗后胃虚，是外伤阳气，故于痞证干噫①食臭者加生姜；此以下后胃虚，是内损阴气，故加甘草。

脉浮而紧复下之成痞

脉浮而紧，而复下之，紧反入里，则作痞。按之自濡②，但气痞③耳。

心下痞，按之濡，其脉关上浮者，大黄黄连泻心汤主之。

结言胸，痞言心下；结言按之石硬，痞言按之濡；结言寸浮关沉，痞不言寸而但言关上浮。此可以知热之虚实，得二病之分矣。用大黄黄连之苦寒，入心除热。盖紧为阳邪，阳邪陷心下，里气虚而邪气滞。所谓虚热者，里虚邪实，气不能行，其邪非此不能开痞满。然而痞去，当

---

① 噫（ài 爱）：饱食或积食后，胃里的气体从嘴里出来并发出声音。
② 濡：柔软。
③ 气痞：气机痞塞。

即议补益矣。

太阳病未除数下之成痞

太阳病，外症未除而数下之，遂挟热而利。利下不止，心下痞硬，表里不解者，桂枝人参汤主之。

表证在而数下之，重虚其里，所以有挟热下利、痞硬之症。若不下利，表不解而心下痞者，先解表而后攻痞。若表解而下利，心下痞，可与泻心汤。此表里不解，故用桂枝人参汤，和里解表。

大下后复发汗心下痞

伤寒大下后，复发汗，心下痞，恶寒者，表未解也。不可攻痞，当先解表，表解①乃可攻痞。解表宜桂枝汤，攻痞宜大黄黄连泻心汤。

大下后，复发汗，则表里之邪当悉已。心下痞为里有邪，而恶寒者，并表亦未解也。故先宜与桂枝解表，然后以大黄黄连攻痞。《内经》所谓：从外之内而盛于内者，当先治其外，后调其内也。

痞硬下利

伤寒汗出解之后，胃中不和，心下痞硬，干噫食臭，胁下有水气，腹中雷鸣，下利者，生姜泻心汤主之。

大汗出后，外亡津液，胃阳虚耗，客气上逆，致心下痞硬。中焦气不和，胃虚不能杀谷，故令干噫食臭。土弱

---

① 表解：原作"解表"，据赵刻本《伤寒论》乙正。

不能制水，故胁下有水气，而腹中雷鸣。与泻心以攻痞，加生姜以益胃。

痞硬吐利

伤寒发热，汗出不解，心中痞硬，呕吐而下利者，大柴胡汤主之。

伤寒发热，寒已成热也。汗出不解者，表和而里病也。呕吐下利、心下痞硬者，是里实也。故用大柴胡，下其里热。

心下痞硬数易汤药利不止

伤寒服汤药，下利不止，心下痞硬。服泻心汤已，复以他①药下之，利不止，医以理中与之，利益甚。理中者，理中焦，此利在下焦，赤石脂禹余粮主之。复利不止者，当利其小便。

痞由汤药下后利不止者，气虚而客气上逆也。当服泻心汤自已，乃复以他药下之，重虚其里，致利不止。医又以为脾胃虚寒，用理中，不知此下焦虚，非中焦病，故益甚。下焦利者，为洞泄、肠滑。法宜收敛，与赤石脂禹余粮，以收下焦之不约。若服此涩剂而不止，又当求之分利小便，盖下焦主分清浊也。

痞而汗出

心下痞而复恶寒汗出者，附子泻心汤主之。

---

① 他：原作"汤"，据赵刻本《伤寒论》改。

心下痞，虚热内伏也。恶寒汗出者，阳气外虚也。与泻心汤攻痞，加附子以固阳。

痞硬噫气

伤寒发汗，若吐若下，解后心下痞硬，噫气不除者，旋覆花代赭石汤主之。

大邪虽解，以汗吐下后，胃气大虚，客气上逆，故痞硬噫气不除。旋覆花之咸以软痞硬，赭石之重以镇虚逆，而有参枣佐辛药以除痞，可补胃弱，此用药之意也。按：噫气即俗所谓爱气①也。《活人书》云：此证如咳逆气虚者，当先服四逆汤，胃寒者先服理中丸，次服旋覆花代赭石汤。亦良法也。

痞硬气上冲

伤寒吐下后，发汗，虚烦，脉甚微，八九日胸中痞硬，气上冲咽不得息者，瓜蒂散。若心下痞硬，胁痛，气上冲咽，眩冒，经脉动惕者，久而成痿。

吐下后，又发汗，则表里之气俱虚。虚烦，脉甚微，则正气内虚，邪气独在。至八九日，胸中痞硬，气上冲咽不得息，宜瓜蒂散，涌吐胸中之邪。若胁痛，气上冲咽喉，眩冒者，正气内虚而不复，邪气留结而不去也。经络之气虚极，久则热气还经，必成痿病。

---

① 爱气：疑为"嗳气"。

痞硬胁痛

太阳中风，下利呕逆，表解者，乃可攻之。其人漐漐汗出，发作有时，头痛，心下痞硬满，引胁下痛，干呕短气，汗出不恶寒者，此表解里未和也，宜十枣汤主之。

下利呕逆，里受邪也。邪在里者可下，亦须待表解，乃可攻之。汗出，发作有时，不恶寒者，表已解也。头痛，心下痞硬满，引胁下痛，干呕，短气者，邪热内蓄而有伏饮，是里未和也，故用十枣汤，下热逐饮。

服攻痞药痞不解

本以下之，故心下痞，与泻心汤，痞不解，其人渴而口燥烦，小便不利者，五苓汤主之。

本因下后成痞，当与泻心汤除之。若服之痞不解，其人渴而口烦躁，小便不利者，为水饮内蓄，津液不行，非热痞也。与五苓散，发汗散水则愈。一法忍之一日不饮水，外水不入，内停之水得行，而痞亦愈也。

心下支结似痞

发热恶寒，身痛，表证未解，若心下支结，妨闷者，柴胡桂枝汤也。

心下烦闷不能舒泰，其症似痞，然不满不硬，故但去支结。表证太阳风邪尚在，故用桂枝柴胡汤。中有半夏，亦借以散结，未可概以为痞而投泻心等剂也。

心下满似痞

心下满，似痞，而手足厥冷，若脉乍结乍紧，心烦，饥不欲食者，瓜蒂散。若脉沉细，头汗恶寒，大便硬者，小柴胡汤主之。

此自满而非下之所致。凡心下满者，以手揉按之则散而软者，为虚气也，故似痞而非痞。手足厥冷，脉乍紧者，邪结在胸中，使气不荣于四肢。以其烦满，饥不欲食，知胸中之邪，宜吐也，故用瓜蒂。若前症具，俱脉沉细，大便硬者，此为阳微结，有表复有里也。脉虽沉紧，不得为少阴病。以头汗出，故知非少阴也。宜小柴胡和之。设不行行①者，得通解而愈。此虽与痞证判然②，然不可不于平日辨之熟也。

痞病当攻及不可汗下难治等证

脉浮而大，心下反硬，有热，属藏者，攻之，不令发汗；属腑者，不令溲数。溲数则大便硬，汗多则热愈甚，汗少则便难，若脉迟，尚未可攻。

阳明痞，胃实，心下硬满者，不可攻之。

太阳病，医发汗，遂发热恶寒，因复下之，心下痞，表里俱虚，阴阳并竭，无阳则阴独，复加烧针，因胸烦，面色青黄，肤瞤③者，难治。

---

① 行行：赵刻本《伤寒论》作"了了"。
② 判然：显然，分明貌。
③ 肤瞤：即肌肉瞤动。为伤寒误治形成坏病，阳气不足之证。

胁满痛诸证

阳经胁满

伤寒四五日，身热恶风，胁下满，手足温而渴者，小柴胡去半夏加人参栝蒌根主之。方论见渴条。

阳明病，胁下硬满，不大便而呕，舌上白胎者，小柴胡汤。论见阳明部。

传经热邪，胁满，干呕，宜大柴胡汤。

伤寒五六日，中风，往来寒热，胸胁苦满，或胁下痞硬者，小柴胡汤。论见少阳部。

阴经胁满

厥阴伤寒，热少厥微，数日小便利色白者，热除也，欲得食为病愈。若厥而呕，胸胁烦满者，必便血，黄芩芍药汤、小柴胡汤。论见厥阴。

下后胁满

得病六七日，脉迟浮弱，恶风寒，手足温，医数下之，不能食，胁满痛，面目及身黄，小便难者，与柴胡汤必下重，宜茵陈五苓散。论见太阳部。

伤寒十三日不解，胸胁满而呕，日晡所发热，已而微利，此本柴胡证，下之而不得利，今反利者，知医以丸药下之，非其治也。先以小柴胡解外，后以柴胡加芒硝主之。

胁　痛

太阳病，十日已去，脉浮细而嗜卧者，外已解也。若胸满胁痛者，与小柴胡汤。

太阳中风，头痛，心下痞硬，引胁下痛，干呕，汗出，不恶寒者，此表解里未和而有蓄饮也，宜十枣汤主之。论见痞硬。

阳明中风，脉①浮大，腹都满，胁下及心痛，久按之，气不通，不得汗，一身及目悉黄，有潮热，时时哕者，小柴胡汤。论详阳明部。

【附】吐下汗后，脉微，心下痞，胁痛，气上冲咽，眩冒，脉动惕者成痿。详见痞门。

耳聋总论

耳聋者，少阳受病也。然少阳中风一证外，有由少阳与厥阴俱病者，有由重发汗虚者，有得之湿温者，治各不同。若夫厥阴，荣卫不通，耳聋囊缩不知人，此则危殆之形矣。

各　证

少阳中风，两耳无所闻，目赤，胸满，不可吐下，吐下则悸而惊。或用小柴胡汤。论见少阳。

未持脉，病人叉手②自冒心，教之咳而不咳者，此必

---

① 脉：原作"腹"，据赵刻本《伤寒论》改。
② 叉手：赵刻本作"手叉"。

耳聋无所闻也。所以然者，以重发汗，虚故如此。宜黄芪建中汤，温复元气。

少阳与厥阴俱病，耳聋囊缩而厥者，此两感证。不知人者危，古方不立治法。

湿温证，治在太阴，不可汗，汗则不能言，耳聋不知病处，身青面色变，名曰重暍，宜白虎加苍术汤。

阳　毒

阳毒之证，初受病时，所加邪毒深重。如当汗失汗，当下失下，或吐下后，邪热乘虚而入，误服热药，使毒热散漫，如抱薪救火，无不延燎。至于六脉沉实，舌卷焦黑，鼻中如烟煤，身面锦斑，狂言直走，踰垣上屋，登高而歌，弃衣而走，皆其证也。五日可治，六七日不可治。

腹满总论

腹满俗云肚胀，此里证也。然有属热者，有属寒者，阳热则腹满、嗌干、潮热、便秘，阴寒则腹满时痛、吐、食不下、自利益甚。有入里浅者，有入里深者。论曰：表已解，内不消，非大满，犹生寒热，则病不除，是未全入腑，邪犹浅也；若大满大实、坚有燥屎，可除下之，虽四五日不为害，是以入腑，邪已深也。腹满固多可下，又有虚实之殊。论曰：腹满不减为实，可下去之。若腹满时减为虚，则不可下。又曰：腹满不减，减不足言，当下之。《要略》曰：腹满时减，复如故，此虚寒从下上也，当以温药和之。盖虚气留滞，亦为之胀，但比实者，不至于坚痛耳。诸经皆有腹满，但太阴属脾土，位中央，又专主腹满之候。若发汗吐下之后，因而成腹满者，此则邪气乘虚内客为之，而所主又各不同。有当温者，有当下者，有当吐者，邪气不一故也。必审证明而施治，当斯操十全之功也。

阳经腹满

阳明中风，口苦，咽干，腹满，微发热恶寒，脉浮而紧，宜麻黄汤。若发热汗出不恶寒，反恶热，身重，宜五苓散、白虎汤。

阳明中风，脉弦浮大，短气，腹都满，胁下及心痛，身及面目悉黄等症，小柴胡汤。

阳明病，脉迟，汗出不恶寒，若腹大满不通者，可与小承气汤，微和胃气。勿令大泄下。

阳明病，脉迟，食难用饱，饱则微烦，头眩，虽下之，腹满如故，栀柏汤。

三阳合病，腹满身重，若自汗，白虎汤。以上论俱详阳明部。

伤寒七八日，身黄如橘子色，小便不利，腹微满者，茵陈蒿汤。论见黄①。

---

① 黄：据文义疑作"发黄"。

阴经腹满

太阴为病，腹满而吐，食不下，自利益[1]，时腹自痛。若下之，必胸下结硬。理中汤丸、桂枝加芍药、桂枝加大黄二汤。_{论见太阴部。}

少阴病，六七日，腹胀不大便者，急下之，宜大承气[2]汤。_{论见不大便。}

厥阴，下利，腹胀满，身体疼痛者，先温其里，四逆汤。乃攻其表，桂枝汤。_{论见身痛。}

伤寒，哕而腹满，视其前后，何部不利，利之则愈。论见哕。

汗吐下后腹满

太阳，发汗后，腹胀满者，厚朴生姜甘草半夏人参汤。_{论见太阳部。}

太阳病，过经十余日，心下嗢嗢欲吐，大便反溏，腹微满，郁郁微烦。先时自极吐下者，调胃承气汤。论见呕吐。

伤寒，下后，心烦，卧起不安，腹满者，栀子厚朴汤。_{论见不得卧。}

太阳病，以火劫汗，身体枯燥，头汗出，腹满微喘等症。论详头汗。

---

① 益：赵刻本《伤寒论》后有"甚"字。
② 气：原无，据赵刻本《伤寒论》补。

【附】《活人书》云：若饮食不节，寒中阴经，胸膈不快，腹满闭塞，唇青手足冷，脉沉细，少情绪，或腹痛急作，理中汤加青皮每服一二剂，胸即快矣。枳实理中丸、五积散尤妙。

海藏云：少阴证，小便遗沥，大便遗失，其人病六七日，静重如山，目不视，体如冰，腹胀满，与物则咽，不与则不求，其脉沉细而微疾，按之有力，宜急下之，与大承气汤。

腹痛总论

邪气入里，与正气搏，则为腹痛。然有寒热虚实之异焉。阳明腹满急而痛者，此为里实；三阴下利而又腹痛者，则里寒也。故热邪传里，腹痛必大便秘，手不可按。若肠鸣泄利而痛，虽阳经传阴，亦为里虚。或下或温，在乎审证之确耳。

阳经腹痛

太阳伤寒，阳脉涩，阴脉弦，法当腹中急痛，先与小建中汤。不瘥，与小柴胡汤。论见太阳部。

伤寒胸中有热，胃中有邪气，腹中痛，欲呕吐者，黄连汤主之。论见欲呕。

伤寒五六日，中风，往来寒热，或见腹中痛，小柴胡汤。论见少阳部。

阳明病，不大便五六日，绕脐痛，烦躁，发作有时，此有燥屎也。

阴经腹痛

少阴病，二三日不已，至四五日，腹痛，小便不利，四肢沉重疼痛，自下利者，此为有水气，真武汤。

少阴下利清谷，手足厥逆，脉微欲绝，或腹痛等症，通脉四逆汤主之。

少阴病，四逆，其人或咳，或悸，或腹中痛等症，四逆散主之。

少阴病，三四日至四五日，腹痛，小便不利，便脓血者，桃花汤。以上论俱见少阴部。

厥阴伤寒四五日，腹中痛，若转气下趣①少腹者，此欲下利也。是为里虚遇寒，寒气下行，故于四五日，邪气传里之时，即见此证。

下后腹痛

本太阳病，医反下之，因作腹满时痛，属太阴也，桂枝加芍药汤；大实痛者，桂枝加大黄汤。论见太阴部。

大下后，六七日不大便，烦不解，腹中痛者，此有燥屎也。所以然者，有宿食故也。大承气汤主之。

发黄总论

湿热俱甚，则发身黄，阳明、太阴发黄，皆湿热蒸之而致。然亦有寒湿在里不解而黄者，有被火攻而黄及蓄血

---

① 下趣（qū 区）：向下进行。趣，通"趋"，《诗经·大雅》："左右趣之。"

而狂者，治各不同也。若夫近掌无脉，鼻息出冷，形体如烟熏，直视摇头，环口黧黑，柔汗①发黄，如此者，是皆不治之症也。

湿热发黄

阳明伤寒，瘀热在里，身必发黄，麻黄连翘赤小豆汤。此湿上甚而热也，但云瘀热在里，无小便不利，腹满之候，故用苦温，撤泄其热，所谓以汗为故也。

阳明发热，但头汗出，小便不利，渴引水浆，此为瘀热在里，身必发黄，茵陈蒿汤。

但头汗出，此为热不得越也。小便不利而渴，津液内竭也。胃有热，遂色夺于外。故逐热退黄，宜苦寒之剂。

伤寒七八日，身黄如橘子色，小便不利，腹微满者，茵陈蒿汤。

当热甚之时，身黄如橘子色，是热毒发泄于外也。热甚于外，则气不化而津液不得下行，故小便不利而腹微满，是逐利湿热以退黄。

阳明中风，脉弦浮大，而短气不得汗，一身及面目悉黄，小便难。论见阳明部。

伤寒发热，色黄者，栀子柏皮汤。

此为外有热而里未作实也，故止②用栀子、柏皮，清解其热。

---

① 柔汗：又称油汗、冷汗。
② 止：副词，仅，只。

太阳伤寒，脉浮而缓，手足自温，系在太阴。当发身黄，小便不利者，五苓散加茵陈汤主之。

伤寒发黄，惟阳明与太阴两经有之，其症俱小便不利，或无汗，或但头汗出。症皆相似者，盖黄者，土之正色，以太阴与阳明属土，故发黄独归此两经。其黄之理，外不能汗，里不能小便，脾胃之土为湿所蒸，故色见于外为黄也。若小便利，热不内蓄，则不得发黄，故治法用分利逐黄也。其有别经发黄者，亦由脾胃之土受邪故耳。

寒湿发黄

伤寒发汗已，身目为黄，所以然者，寒湿在里故也。不可下，当于寒湿中求之。

黄家所起，从湿得之，汗出热去则不能发黄。今发汗已，身目为黄，是风气去，湿气在也。脾恶湿，湿气内着，故色夺于外，与瘀热瘀血之可攻逐者不同。或术附汤，或茵陈附子汤，或五苓散选用可也。

蓄血发黄

太阳病身黄，脉沉结，少腹硬，小便自利，其人如狂者，血也，抵当汤。论详蓄血。

火劫发黄

太阳中风，以火劫汗，两阳相熏，其身发黄，栀子柏皮汤。论详头汗。

阳明病，被火，额上微汗，小便不利者，必发黄。五苓散、栀子柏皮汤。详头汗。

若发汗已，身灼热者，名曰风温。脉阴阳俱浮，自汗身重，多眠鼾。若被火者，微发黄色。

太阳发汗，复下之，表里俱虚，复加烧针，面青肤瞤者难治；色微黄，手足温者易愈。

下后发黄

得病六七日，脉迟浮弱，恶风寒，手足温，医数下之，不能食，胁下满痛，小便难，面目及身黄，茵陈五苓散。论见太阳部，又见胁痛。

太阳病，脉浮动数，表未解，医反下之，不结胸，但头汗出，小便不利，身必发黄，栀子柏皮汤。详太阳部，又见头汗。

[附] 阴黄

身冷汗出，脉沉而黄，为阴黄。乃太阴经中湿，亦有体痛发热者，身如熏黄，终不如阳黄之明如橘子色也。当叩①其小便之利与不利，小便自利，术附汤；小便不利，大便反快，五苓散。

海藏茵陈汤加减法

发黄，小便不利，烦躁而渴，茵陈汤加茯苓、猪苓、滑石、当归、官桂。

---

① 叩：询问。

发黄，烦躁，喘呕不渴，茵陈汤加茯苓、白术、生姜、陈皮、半夏。

发黄，四肢遍身冷者，茵陈汤加附子、甘草。

发黄，肢体逆冷，腰上自汗，茵陈汤加附子、干姜、甘草。冷汗不止法同。

发黄，服姜附诸药未已，脉尚迟者，茵陈汤加吴茱萸、附子、干姜、木通、当归。

但欲寐论

卫气行阳则寤，行阴则寐。而寐也，必从足少阴始。故少阴之为病，脉微细，但欲寐。以邪气传里，行于阴而不行于外也。经曰：太阳病，十日已去，脉浮细嗜卧者，外已解也。亦谓表罢入里，邪在阴经之时，故与少阴欲寐之证相似云。

本经欲寐

口燥咽干，但欲寐。方论详口苦。

欲吐不吐，但欲寐。

吐利，但欲寐。

下利，但欲寐。以上方论俱详少阴部。

风温欲寐

脉浮汗出，多眠身重，息鼾者，此属风温，葳蕤汤主之。详风温。

咽痛论

咽痛之症，固多属风热，然有阳毒，有阴毒，有伏寒，有亡阳，有阴盛格阳，其治非一例也。而在少阴经者为证四热二寒，所主汤散，虽云治热，皆甘平辛散之剂。盖少阴经脉所系在咽，邪气循行壅结于上，其初客热耳，稍深则寒热相搏，故散客邪，调寒热，止用平解。与阳毒阳明一证治迥不同，可知咽喉清道，最为紧束之地，缓热散结，贵有斟酌也。

阳经咽痛

太阳病，下之，脉紧者，必咽痛，半夏汤。

此表未解，下之，脉紧，寒客于上也，用半夏汤温散之。

阳明病，但头眩，能食而咳，其人必咽痛，四逆散加桔梗。论详阳明。

阴经咽痛

少阴病，二三日，咽痛者，可与甘草汤。不瘥，与桔梗汤。

此阳邪传入少阴，为客热，用甘草汤。寒热相搏，用桔梗汤。

少阴病，咽痛，下利兼胸满者，猪肤汤。

此亦少阴客热，以猪肤解之。

少阴病，咽中伤，生疮，不能语言，声不出者，苦酒汤。

此热伤于络，经络干燥，咽伤生疮，用润燥散热敛疮之剂。

少阴病，咽中痛，半夏散及汤主之。

此寒客少阴，亦用半夏汤温散之。

脉阴阳俱紧，反汗出者，亡阳也。此属少阴，法当咽痛而复吐利，四逆汤。

此汗出而阳不固，故宜复阳温经。

少阴病，下利清谷，脉微欲绝，其面赤色，或腹痛，或咽痛，通脉四逆汤去芍药加桔梗。

此阴盛格阳，故用之以散阴通阳。

以上俱详少阴部。

厥阴伤寒，先厥后发热，下利必自止，而反汗出，咽中痛，其喉为痹，桔梗汤。

此寒极变热也。利止，反汗出而咽痛，热气上行也。故亦用平调寒热之剂。

二毒咽痛

阳毒咽痛，面赤如锦纹，唾脓血，五六日可治，七日不可治，宜升麻鳖甲汤。

阴毒咽痛，面目青，身痛如被杖，五日可治，七日不可治，宜升麻鳖甲去雄黄蜀椒汤。论见本条。

【附】《活人》云：半夏桂枝甘草汤，治伏气之病。谓非时有暴①中人，伏气于少阴经，始不觉病，旬日②乃发，

---

① 暴：《类证活人书》后有"寒"字。
② 日：《类证活人书》作"月"。

脉更①微弱，先发咽痛似伤寒，非喉痹之病，必下利。始用半夏桂枝甘草汤主之，此病只二日瘥，古方谓之肾伤寒也；次用四逆②主之。

吐利霍乱总论

问答曰：呕吐而利者，名曰霍乱。盖三焦者，水谷之道路，邪在上焦，则吐而不利；邪在下焦，则利而不吐；邪在中焦，则既吐且利。以其寒热不调，清浊相干，致阴阳乖隔而成此证。轻者止曰吐利，重者挥霍撩乱，名曰霍乱。然考吐利，均属阴经里寒，在阳经者一二证而已。霍乱虽多虚寒，却带头痛身痛恶寒发热之表证，此病情之所以微分也。大要吐利霍乱在阳分有热者皆吉。故温经助阳之施治多同，可以互通耳。

里寒吐利

太阴病，腹满时痛，吐利不渴者，理中汤。论见腹满。

少阴病，咽痛而复吐利，桂枝干姜汤。

少阴病，吐利，手足厥冷，烦躁欲死者，吴茱萸汤。

少阴病，腹满，小便不利，四肢重痛，自下利，或呕者，真武汤去附子加生姜。

既吐且利，小便复利，大汗出，下利清谷，脉微欲绝者，四逆汤。

---

① 更：《类证活人书》作"便"。
② 逆：《类证活人书》后有"散"字。

以上论俱详少阴部。

阳邪吐利

太阳与少阳合病，往来寒热，自利而呕者，黄芩加半夏生姜汤。见合病。

发热，汗出不解，心中痞硬，呕吐下利者，大柴胡汤。见痞。

少阴传经病，下利，咳而呕渴，心烦不得眠者，猪苓汤。见下利。

表病霍乱

病发热，头疼，身痛，恶寒，吐利者，此名霍乱。自吐下利止，复更发热也。伤寒表邪入里，伤于脾胃，则见吐利。今利止里和矣，而又发热，是表邪尚在，必汗出而解。

霍乱吐利止，而身痛不休者，当消息和解其外，宜桂枝汤小汗之。

吐利止，里和也。身痛不休，表未除也。里和表病，汗之则愈。

霍乱吐利汗出，发热恶寒，四肢拘急，手足厥冷者，四逆汤主之。

发热恶寒，亦表未解也。以其吐利、手足厥冷为阳虚阴胜，故用四逆助阳，以温散寒邪。

寒热分见霍乱

霍乱，头疼发热，身体疼痛，热多欲饮水者，五苓散主之；寒多不用水者，理中丸主之。其有兼证者，加减有法。

此邪自风寒而来也。中焦为寒热相半之分，邪稍高者，居阳分则为热，热多饮水者，与五苓以散之。邪稍下者，居阴分则为寒，寒多不用水者，与理中温之。

霍乱吐已下断，汗出而厥，四肢拘急不解，脉微欲绝，通脉四逆汤加猪胆汁主之。

此阳气大虚，阴气独胜也。故加猪胆汁于四逆汤，通拒格之寒，以复其阳。

下利总论

下利者，不因攻下而自泄泻也。有协寒，有协热，有表传里，有下焦客邪，有肠胃积结，有水气，有三阳合病，有利而自止，有不止而作别症，有厥而利，有便脓血，有下重，有便溏。与夫不应下而医反下之，为下逆诸证。皆不可不详辨也。大抵病在少厥二阴者，协寒为多，其诸经属热者，皆显于脉与症之间。故察脉可以知证之传变，决候之死生。若辨晰不详，临证昧机，乌能于此危病？善师古法，而适表里寒热之宜，可以施治不谬也哉！特详列诸条，用备考按。

协热下利诸证

伤寒四五日，腹中痛，转气下趣少腹者，此欲作利也。

下利欲饮水者，以有热故也，白头翁汤主之。此以饮水，决其为热，故用凉中之药。若少阴自利而渴，小便色白①者，属下焦寒，法用四逆。则热证当更参以小便之黄白，为更确耳。

下利后更烦，按之心下濡者，虚烦也，栀子豉汤。

下利谵语，有燥屎也，宜小承气汤。

热利下重者，白头翁汤主之。此为热伤气，而利损津液，故致后重，与滞下门邪压大肠不同，但宜用此散热厚肠之剂。

下利，脉数而渴者，今自愈。设不瘥，必便脓血，以有热故也。黄连汤，清解里热。

伤寒先厥后发热，下利必自止，而反汗出，咽中痛者，其喉为痹。发热无汗，而利必自止，若不止，必便脓血，其喉不痹。

下利，寸脉反浮数，尺中自涩者，必清清圈同。脓血。咽痛喉痹者，桔梗汤；便脓血者，黄连阿胶汤、黄芩汤。对症选用。

厥阴伤寒，始发热六日，厥反九日而利。凡厥利者，当不能食，今反能食，恐为除中。食以索饼，不发热者，知胃气尚在，必愈，恐暴热来出而复去也。后三日②脉之，其热续在者，期之旦日夜半愈。所以然者，本发热六日，厥反九日，复发热三日，并前六日，亦为九日，与厥相

---

① 白：原脱，据影印本补。
② 后三日：赵刻本《伤寒论》作"后日"。

应，故期之旦日夜半愈。后三日脉之而数，其热不罢者，此为热气有余，必发痈脓也。

少阴病，二三日至四五日，腹痛，小便不利，下利不止，便脓血者，桃花汤主之。此正气虚而协热邪下利不止，脱证也。赤石脂，凉涩足以固肠胃，佐干姜、粳米则补正气，用药之权衡也。

少阴病，下利咽痛，胸满心烦者，猪肤汤。入白蜜、白粉熬香，令和味相得。此少阴客热也。猪，水畜，其气先入肾，能解少阴之热，加粉者，用益正气，而蜜以润燥也。

少阴病，四逆，或泄利下重者，四逆散。

少阴病，下利六七日，咳而呕渴，心烦不得眠者，猪苓汤。

少阴病，自利清水，色纯青，心下硬痛，口干燥者，急下之，宜大承气汤。

太阳病，过经十余日，心下嗢嗢欲吐，胸中痛，大便反溏，腹微满，郁郁微烦。先时自极吐下者，调胃承气汤。

阳明病，潮热，大便溏，小便自利，胸胁满者，小柴胡汤。

病人无表里证，发热七八日，虽脉浮数者，可下。下之脉数不解，而下利不止，必便脓血，黄芩汤、柏皮汤。

协寒下利诸证

自利不渴者，属太阴，以其脏有寒故也。当温之，宜服四逆辈。

经言辈字者，药性同类之谓。不为定辞者，欲临证酌病轻重，而用温剂之轻重，务得其平，不僭①不弛耳。

少阴病，欲吐不吐，但欲寐。五六日自利而渴者，属少阴也，虚故引水自救。若小便色白者，少阴病形悉具，以下焦虚，有寒不能制水，故令色白也。

五六日，邪传少阴之时。但欲寐，专属少阴，自利为寒在下焦，亦专属少阴。其渴者，肾虚引水自救。所以辨其非热者，小便色白也，详味上下文可见。《活人》云：四逆汤主之。

少阴病，下利清谷，里寒外热，手足厥逆，脉微欲绝，身反不恶寒，其人面赤色，或腹痛，或干呕，或咽痛，或利止脉不出者，通脉四逆汤主之。

此下利危险之候。厥逆而身反不恶寒，面赤色，为阴盛格阳也。脉欲绝，则岌岌乎有阴阳离决之势矣。陶氏回阳反本汤，用之颇稳，如用通脉四逆，则增损有法。面色赤加葱，腹痛去葱加芍药，呕加生姜，咽痛加桔梗，利止脉不出，加人参去桔梗。详后诸方部，慎不可鲁莽也。

---

① 僭（jiàn 见）：超越本分。

少阴病，下利脉微者，与白通汤。利不止，厥逆无脉，干呕，烦者，白通加猪胆汁汤主之。服汤后，脉暴出者死，微续者生。

此为寒极阴胜，与白通汤服之而利不止，厥逆无脉干呕烦者，寒气内拒，阳气逆乱也。故加胆汁于白通汤中以和之。所谓从治也。然恐正气发泄则脉暴出而脱，阳渐复则脉微续而生矣。

大汗，若大下利而厥冷者，大汗出，热不去，内拘急，四肢疼，又下利厥逆而恶寒者，俱四逆汤。

下利清谷，汗出而厥者，此里寒外热，通脉四逆汤。

先厥，后发热而利者，必自止。见厥复利，四逆汤。

下利，脉沉而迟，其人面少赤，身有微热，下利清谷者，必郁冒汗出而解。病人必微厥，下虚故也，四逆汤。

【附】《活人书》：寒毒入胃者，脐下必寒，腹胀满，大便淡黄与白，或青黑，或下利清谷，宜四逆、理中、白通加附子、四逆加薤白等汤。挟热利者，脐下必热，大便赤黄色，及肠间津液垢腻，宜黄芩、白头翁、三黄、熟艾、薤白等汤，赤石脂丸。

水气下利

太阳伤寒，表不解，心下有水气，干呕，发热而咳，或利，小青龙汤去麻黄加莞花①。经曰：下利不可攻表，汗出必胀满。此以表不解而利，用小青龙者，为其本汤。原去表水之药也，故去麻黄，远其攻表，加莞花行水止利，利止则正气复，而表邪亦溅然解矣。但莞花性峻，若水气不甚者，佐五苓散为佳。

伤寒汗解后，胃中不和，心下痞，干噫食臭，胁下有水气，腹中雷鸣，下利者，生姜泻心汤。

少阴病，二三日至四五日，腹痛，小便不利，四肢沉重疼痛，自下利者，此为有水气。其人或咳，或小便利，若呕，真武汤主之。加减有法。详见方部。

青龙汤，主太阳病。真武汤，主少阴病，此汤和肾缓脾，脾恶湿，腹中有水则脾不治。渗水缓脾，以甘为主，故以茯苓甘草为君，白术甘温为臣。《内经》曰：寒淫所胜，平以辛热，故以附子辛热为使也。水气内渍，散行不一，故有加减之方焉。

三阳合病下利

太阳阳明合病，下利，头痛腰疼，肌热目痛，鼻干，宜葛根汤。

太阳与少阳合病，下利，往来寒热，口苦咽干，胸胁痞满，与黄芩汤；若呕者，黄芩加半夏生姜汤。

---

① 莞（ráo 饶）花：为瑞香科植物莞花的花朵。莞花落叶灌木，高30~90cm，枝细长。小枝有丝状细毛。《唐本草》："莞花，苗似胡荽，茎无刺，花细，黄色。四五月收，与芫花全不相似也。"

少阳与阳明合病，下利，往来寒热，口苦咽干，胸胁满，目痛鼻干，宜大柴胡汤。

上三阳合病，经皆云必下利者，以邪气甚而并于阳也。邪并于阳，则阳外实而不主里，里气因虚，故俱下利也。葛根散太阳寒邪主表，黄芩、半夏和解少阳主半表里，大柴胡则表里双撤，故病合而发表、攻里、和解之三法分而散其合焉。

下逆致利不止诸征

太阳病，外症未除而数下之，遂挟热而利。利不止，心下痞硬，表里不解者，桂枝人参汤。

此表未除而数下之，虚其里，遂挟热利不止，表邪且留碍于心下。桂枝人参，所以通表而复正气之虚也。

太阳少阳并病，而反下之，成结胸，心下硬，下利不止，水浆不下，其人心烦。

此邪乘虚入里，而半表里之留碍不解也。生姜泻心汤、大黄黄连泻心汤、小陷胸汤，宜审表里之微甚而施焉。

太阳病，桂枝证，反下之，利遂不止，脉促者，表未解也。喘而汗出者，葛根黄芩黄连汤。

此与前太阳病，表未除数下之，协热利不止者，似同而实异也。前证虚痞，里无实热，故宜参桂。此脉促为阳盛，喘而汗为里热，故宜芩连。

太阳病，二三日，不能卧，但欲起，心下必结。脉微弱者，此本有寒分也。反下之，若利止，必作结胸；未止者，四日复下之，此作协热利也，黄芩汤。

初病二三日不能卧，本寒结也。其脉弱者，阴寒之形，非里虚也。反复下之，而寒邪入里，乃寒郁为热，遂成协热利，故止用黄芩汤。

伤寒中风，反下之，利遂不止，谷不化，腹中雷鸣，心下腹满，干呕，心烦不安。医见其痞，复下之，痞益甚。此非结热，以胃中空虚，客气上逆，致①使硬也，甘草泻心汤。

伤寒十三日不解，过经谵语者，有热也，当以汤下之。若小便利者，大便当硬，而反下利，脉调和者，知医以丸药下之，非其治也。脉和为内实，仍用调胃承气汤利之。

伤寒服汤药，下利不止，心下痞硬。服泻心已，复以他药下之，利不止，治以理中，利益甚。理中者，理中气，此利在下焦，用赤石脂禹余粮涩之。复不止，当利小便，酌用猪苓汤。

厥阴病，消渴，气上撞心，心中疼热，饥而不欲食，食则吐蛔，下之利不止。

此热在厥阴经也。误下之，虚其胃气，致肝邪乘土，必下利不止，用桂枝白术茯苓汤。若吐甚者，宜乌梅丸。

---

① 致：赵刻本《伤寒论》作"故"。

互见气上撞心条。

本太阳病，医反下之，因而腹满时痛，属太阴也，桂枝加芍药汤。互见腹痛。

太阴为病，腹满，吐食不下，自利益甚，时腹自痛。若下之，必胸下结硬。

或用理中汤。原不渴，四逆汤。互见腹满。

【附】伤寒，医下之，续得下利，清谷不止，身痛者，急当救里，四逆汤；身痛，清便自调者，急当救表，桂枝汤。

此下后续得之证。身痛有表里之殊，宜先治标，后治本，此以寒为本也。详身痛条。

伤寒六七日，大下后，寸脉沉而迟，手足厥逆，下部脉不至，咽喉不利，唾脓血。泄利不止者，难治。麻黄升麻汤主之。

此大下之后，下焦气虚，重亡津液，故见诸症。若利不止，其虚已极，是云难治。与麻黄升麻，姑调肝肺之气，亦聊以救坏云尔。

火劫下利

太阳病，二日反躁，反熨其背，而大汗出，大热入胃，水竭躁烦，必发谵语。十余日，振栗①自下利。

此为欲解，不必治。

---

① 振栗（lì lì）：颤抖。

少阴病，咳而下利，谵语者，被火气劫故也。小便必难，以强责少阴汗也。_{详谵语条。}

下利脉辨

阳明少阳合病，必下利，其脉不负者，顺也。互相克贼，名为负。若脉滑而数者，此有宿食，又为大承气汤之下证矣。藏结如结胸状，饮食如故，时时下利，寸脉浮，关脉小细沉紧，舌上白胎滑者，难治。

太阴为病，脉弱，其人续自便利，设当行芍药大黄者，宜减之，以其胃气易动故也。

伤寒，脉浮而缓，手足自温者，系在太阴，当发身黄。若小便自利者，不发黄，至七八日，虽暴烦下利十余行，必自止，以脾家实，腐秽当去故也。宜平胃散加穿山甲调之。

少阴病，下利，脉微欲绝，服白通汤。无脉，更服胆汁白通汤，脉不宜暴出。详见前。

下利后脉绝，手足厥冷，晬时晬者，一周时也。脉还，手足温者生，脉不还者死。

灸之不温，脉不还，反微喘者，死。

下利，有微热而渴，脉弱者，今自愈。

下利，脉数，有微热汗出，今自愈。设复脉紧为未解，干姜黄连人参汤。

下利，脉沉弦者，下重也；脉大者，为未止；脉微弱数者，为欲自止，虽发热不死。

少阴病，下利，脉微涩，呕而汗出，必数更衣。反少者，当其上灸之。

少阴病，脉紧，至七八日，自下利，脉暴微，手足反温，脉紧反去后者，为欲解也，虽烦下利，必愈。

下利不治诸证

少阴病，脉微沉细，欲卧，汗出而烦，欲吐，自下利，复烦躁不得寐者，死。

少阴病，下利止而头眩，时时自冒者死。

少阴病，恶寒身蜷而利，手足逆冷者，不治。

伤寒发热，下利厥逆，燥不得卧者，死。

伤寒，下利至甚，厥不止者，死。

伤寒六七日，发热，忽暴下利，汗出不止者，死。有阴无阳故也。

伤寒下利，日十余行，脉反实者死。

发热而厥，七日下利者，为难治。

［附］下重脉证

下利，脉沉弦者，下重也；脉迟浮弱，恶风寒者，表也；医反下之，遂不食，胁痛身黄项强，小便难，复与柴胡汤，必下重。脉浮，宜以汗解，用火灸之，邪无从出，因火而盛，病从腰以下必重而痹，名火逆也。

下重，欲寐，四逆者，属少阴，四逆汤加薤白散。下重，四逆而咳，四逆汤加北五味、干姜各五分。热者，白头翁汤。其论详上。

六经支证

支证者，各经杂互之病。于六经证治中次序已详，兹不惮更为条析者，欲令于杂互诸证疑似淆惑之中，取以参辨，则病情所属，可以确断而施治，不致有毫厘千里之判矣。

喘　气短

肺主气，形寒饮冷则伤肺，故其气逆而上行，形于病则张口抬肩，摇身滚肚，是为喘也。有邪在表致气不利而喘者，有水射肺而喘者，发汗后饮水而喘者，热而以水灌之亦喘者，心下有水气干呕、发热、咳而喘者，喘而汗出者，汗出而喘者，有阴寒虚喘者，有治逆而喘者。故在阳经，须审发表攻里之宜；在阴经，惟温里救肺之急。证治条胪①，了然易辨，在学者善师古法而已。

阳　经　喘

太阳病，头痛发热，身痛腰痛，骨节痛，恶寒②，无汗而喘，麻黄汤。

恶风有汗而喘，桂枝汤加厚朴杏仁。阳明口苦，咽干，恶寒，发热，腹满，无汗而喘者，麻黄汤。阳明病，咽燥口苦，腹满，发热，不恶寒，反恶热，身重而喘，脉

---

① 条胪（lú 卢）：犹言条陈、条列。胪，陈述。
② 寒：赵刻本《伤寒论》作"风"。

浮紧，白虎汤、五苓散。

凡邪在表而喘者，心腹必濡而不坚。太阳与阳明合病，喘而胸满者，不可下，麻黄汤。

阳明病，脉迟，汗出不恶寒，腹满而喘，有潮热者，此外欲解，可攻里也。手足濈然汗出者，大便已硬也，大承气汤主之。

小便不利，大便乍难乍易，微热，喘冒不能卧者，有燥屎也，宜亦大承气汤。

阴经喘

少阴证，厥逆，脉沉而细，气促而喘，无汗者，宜四逆汤加五味子、杏仁，温里保肺。

水　喘

伤寒表不解，心下有水气，干呕，发热而咳，或喘者，小青龙汤去麻黄加杏仁。

咳而微喘，发热不渴，服汤已，渴者，此寒去欲解也，小青龙汤去麻黄。此去表水之剂。

发汗后，饮水多必喘，或以水洗灌之亦喘，小青龙去麻黄加杏仁猪苓汤。此治停饮兼形寒也。

汗出而喘

发汗后，不可更行桂枝汤，汗出而喘，无大热者，麻黄杏仁甘草石膏汤主之。

下后，不可更行桂枝汤，汗出而喘，无大热者，麻黄杏仁甘草石膏汤。

此汗下同一治者，以余邪止此一证，不可更用桂枝，损泄正气，但宜利气清热，解其余邪，故法不异施也。

治逆喘

太阳病，桂枝证，医反下之，利遂不止，脉促，喘而汗出者，葛根黄芩黄连汤。此表未解也，或不由下逆亦有之，其治法同。方论详见下利。

阳明病，如上证脉，下之则腹满，小便难，宜麻黄汤。

伤寒四五日，脉沉而喘满，沉为在里，而反发其汗，津液越出，大便为难，表虚里实，久则谵语。

此表邪入里之时，反发其汗，致涸津液，内有燥屎，斯作谵语，大承气汤利之。

喘家死证

喘满，直视谵语者，死。

脉浮洪，汗出如油，发润，喘不休者，肺绝。

少阴病，息高者，死。厥冷无脉，灸之不还，反喘者，死。

湿家下后，额汗微喘，大小便利者，死。

病人小渴，与水剧饮致停饮，心下满结而喘者，多死，急用五苓散或陷胸丸治之。

【附】戴氏曰：喘嗽有阴阳，各详本经。若少阳有嗽无喘，有喘非少阳也。阳明有喘无嗽，有嗽非正阳明也，此亦不可不知。

吴氏曰：凡喘病属表，分无汗有汗，审用麻黄、桂枝二汤。凡阳明内实，不大便，腹满短气，发潮热而喘者，大柴胡加厚朴杏仁汤或小承气汤。凡阴证厥逆，脉沉细而微，气喘促，无汗，宜四逆汤加五味、杏仁。凡虚人脉伏，若手足逆冷而喘者，五味子汤。凡暴冒风寒，脉浮无汗而喘，苏沉九宝汤。凡热盛有痰，脉弦数而喘，不可汗，不可下，以小柴胡汤加知母、贝母、栝蒌仁。胸满者，加枳壳、桔梗。心下满者，加枳实、黄连。舌燥饮水而喘者，加知母、石膏。古人云：诸喘为恶，故非轻也。华佗曰：盛则为喘，盖非肺气盛，乃肺中之火邪盛也。所以泻白者，泻肺中之火，非泄肺也。又为泻心汤，乃泻心下之痞满也。

按：吴氏所列方论，皆稳确中病，宜参考之。

短气

短气者，气急而短促，不能相续，似喘而不抬肩，似呻吟而无痛，此短气与喘之辨也。有在表者，有在里者。大抵短气为实。《要略》曰：短气不足以息者，实也。然亦有责之虚者。又水停心下，亦令短气。治各有异，不可不察也。

在表短气

短气，骨节痛，不得屈伸，汗出，小便不利，恶风，身肿者，为风湿，宜甘草附子汤。

短气，腹满胁痛，其人若脉弦浮大，外不解，无汗嗜卧，身黄，小便难，有潮热者，小柴胡主之。

短气，烦躁，若发汗不彻，续微汗出，不恶寒，表证不罢，面赤者，为并病，更发汗则愈。

里证短气

短气，若表虽未解，手足濈然汗出，或有潮热者，宜大承汤①。若表解，心下痞硬，干呕，短气者，宜十枣汤。

此二证为在里，责之于实。若下后，心中懊恼，心下痞痛者，宜大陷胸汤。经曰：趺阳脉微而紧，紧则为寒，微则为虚，紧微相搏，则为短气。此责之虚。

吴氏曰：汗吐下后，元气虚弱，脉来微虚，气不能相接而短少者，治以人参益气汤。凡阴证脉弱沉细而迟，手足逆冷，面上恶寒如刀刮，口鼻之气难以布息而短者，宜四逆汤加人参。其食少饮多，水停心下，令人短气烦闷者，宜茯苓甘草汤。此则短气一门处治之法，无遗议矣。

烦　烦躁　懊恼

烦者，热也，谓烦扰也。烦热为热所烦，无时而歇，非若发热有时发时止者也。烦之为病，其名不一，如云内烦、复烦、反烦、烦满、烦痛、烦渴等证，皆以烦为热也。然阴寒而烦者，亦时有之。其在表烦者，则见诸表证

---

① 大承汤：当为"大承气汤"。

中；在里烦者，则见诸里证中；在半表半里烦者，则见诸半表半里证中。阳病而烦者，则身热脉数；阴寒而烦者，则厥逆脉微。又有内伤劳役阴虚火动之烦，劳心撄扰①不安神明之烦，此不与六经诸证同论者。大抵诸经烦证，不因汗吐下者，为传经之邪；因汗吐下者，为内陷之邪。虽各有虚实，要皆热留胸膈，不外高者越之之法。而通利温补者，间有焉。故兹特取诸证，分归于此两途，则寒热虚实，头绪井然，按证考方，适其所以为治，斯可于古法不谬矣。

内伤劳役与劳心而烦者，当于杂病门求之。

六经不由汗吐下诸烦证

中风，发热，六七日不解而烦，有表里证。渴欲饮水，水入则吐，曰水逆，五苓散。

胸满而烦，若不经汗下，兼往来寒热者，小柴胡汤。

阳明病，不吐不下，心烦者，可与调胃承气汤。

此胃有郁热也。

太阴病，脉浮而缓，手足自温者，小便利，身不发黄；至七八日，虽暴烦下利十余行，必自止。宜栀子柏皮汤，或用平胃散加穿山甲主之。

少阴病，但欲寐而烦，若自利而渴，小便白者。

《活人》用四逆汤。若与白通汤，后下利不止，厥逆

---

① 撄（yīng 英）扰：扰乱。

无脉，干呕烦者，宜白通汤加猪胆汁。

此为阴寒格拒不通者，故用人尿胆汁从治，使桂附下行，所谓热因寒用也。

少阴病，得之二三日，心中烦，不得卧，黄连阿胶汤。若下利六七日，咳而呕，心烦不得卧者，猪苓汤。下利咽痛，胸满心烦者，猪肤汤。

厥阴，手足厥冷而烦。若脉乍结乍紧及心中满，饥不欲食者，宜瓜蒂散吐之。

伤寒二三日，悸而烦者，虚也，宜建中汤。

六经由汗吐下诸烦证

太阳伤寒，发汗解，半日许复烦，脉浮数者，可更发汗，宜桂枝汤。

此为邪不尽而烦，故当再汗。

太阳病，初服桂枝汤，反烦不解者，先刺风池、风府，却与桂枝汤则愈。发汗已，脉浮数，烦渴者，五苓散。

服桂枝汤，大汗出后，大烦渴不解，脉洪大者，白虎加人参汤主之。

伤寒吐下后，七八日不解，热结在里，表里俱热，时时恶风，大渴，舌上干燥而烦者，白虎加人参汤。

有阴虚发热，烦渴引饮，热躁至夜尤甚，大似白虎汤证者，其脉洪大，按之无力，此血虚发燥，当以当归补血汤主之，不可误用白虎也。若脉来浮大，轻手按之即无者，乃无根蒂之脉，为散脉，是虚极而元气将脱也，急用大剂人参生脉汤救之。

太阳病，发汗，若下之，而烦热，胸中窒者，栀子豉汤。

伤寒五六日，大下之后，身热不去，心中烦，结痛者，未欲解也，栀子豉汤。

发汗吐下后，其人心烦不得眠，若剧者，必反复颠倒，心中懊恼，栀子豉汤。若兼少气者，栀子甘草豉汤。若兼呕者，栀子生姜豉汤。

伤寒下后，心烦腹满，卧起不安者，栀子厚朴汤主之。

此邪气壅于胸腹之间，满则不能坐，烦则不能卧，不止于不得眠也。故于诸栀子汤中，特重用厚朴以泄满。

太阳病，若吐、若下、若发汗，微烦，小便数，大便因硬者，与小承气汤和之则愈。

阳明病，下之，其外有热，手足温，不结胸，心下懊恼，饥不能食，但头汗出者，栀子豉汤主之。

阳明病，下之，心下懊恼而烦，胃中有燥屎者，可攻。腹微满，初头硬，后必溏，不可攻之。若有燥屎者，宜大承气汤。

大下后，六七日不大便，烦不解，腹满痛者，本有宿食故也，可与调胃承气汤。

少阳病，胸满而烦，若汗下后，往来寒热，柴胡桂姜汤。兼惊，小便不利，谵语，身重不可转侧者，柴胡桂枝龙骨牡蛎汤。

蛔厥，静而复时烦。详吐蛔。

治 逆 烦

烦病在阳，应以汗解，反以冷水噀①之，若灌之，其热不得去，弥更益烦，面上粟起，意欲饮水，反不渴者，服文蛤散。若不瘥者，与五苓散。

伤寒，医以丸药大下之，身热不去，微烦者，栀子干姜汤主之。

丸药谓神丹甘遂或巴豆等药也，此不能除热，但损正气，故以栀子吐烦，而倍用干姜益气。

伤寒，脉浮自汗，小便数，心烦，微恶寒，脚挛急，反与桂枝汤，欲攻其表，此误也。得之更厥，咽中干，烦躁，四逆者，甘草干姜汤。

阳明病，脉浮紧，若下之，则胃中空虚，客气动膈，心中懊侬，舌上白苔者，宜栀子豉汤。

少阳伤寒，脉弦细，头痛发热者，属少阳，不可汗，汗之则谵语。此属胃，胃和则愈，胃不和，则烦而悸。

《活人》主调胃承气汤。

微数之脉，慎不可灸，若灸之，因火为邪，则为烦逆，追虚逐实，血散脉中，火气内攻，焦骨伤筋，血难

① 噀（xùn 迅）：含在口中而喷出。

复也。

汗吐下后诸烦辨

太阳病，吐之，但太阳当恶寒，今反不恶寒，不欲近衣，此为吐之内烦也。

下利后烦，按之心下濡者，为虚烦也，栀子豉汤。

吐利汗后，脉平，小烦者，胃虚不胜谷气也。

阳明病，本自汗，更重发汗，病已瘥，尚微烦不了了者，以亡津液，胃中干燥，故令大便硬。问其小便日几行，小便少，津液当还胃中，故知不久必大便也。

外有病后，虚烦发热，用竹叶石膏汤；痰多睡不宁，温也。然病至于烦且躁，诚危险矣，故犯少阴，多诸死证，不可不知。

在表烦躁

太阳中风，脉浮紧，发热恶寒，身痛无汗，烦躁者，大青龙汤。发汗不彻，太阳证不罢，其人面赤，烦躁，不知痛处，更发汗则愈。

太阳病，大发汗后，胃中干，烦躁不得眠，欲饮水者，少与之。若脉浮，小便不利，微热消渴者，五苓散。因下之，心下痞，与泻心汤。痞不解，渴而口躁烦，小便不利者，五苓散。

在里烦躁

阳明病，不大便五六日，绕脐痛，烦躁，发作有时者，此有燥屎也，宜承气汤。

伤寒六七日，无大热，其人躁烦者，此为阳去入阴也。得病二三日，脉弱，无太阳柴胡证，烦躁，心下硬。至四五日，虽能食，以小承汤①，少少与，微和之，令小安。至六日，与承气汤一升。若不大便六七日，小便少者，虽不能食，但初头硬，后必溏，未定成硬，攻之必溏。须小便利，屎乃硬，乃可攻之，用大承气汤。

下后，心下硬痛，短气，躁烦者，大陷胸也。若结胸证悉具，烦躁者，为不治。详见结胸。

火劫烦躁

太阳病，以火熏之，不得汗，其人必躁，到②^{到与倒同}不解，必清血，名为火邪。

成注到训作至，云七日传经，再到太阳，热犹不解，则热气迫血下行。肯堂云：本文止言太阳病，则不传他经可知。况上文言二日及十余日下之，及言二日三四日，亦是论日数，不言传经到也。此到字，宜训作反，谓反不解也。此解为确。

太阳病，火熨其背，大汗出，火热入胃，胃中水涸，躁烦，必发谵语。十余日，振栗下利者，欲解也。

火逆下之，因烧针烦躁者，桂枝甘草龙骨牡蛎汤主之。

---

① 小承汤：当为"小承气汤"。
② 到：赵刻本《伤寒论》此后有"经"字。

阳虚烦躁

阳微发汗，躁不得眠，与下之后复发汗，昼日烦躁不得安眠，夜而安静，不呕不渴，无表证，脉沉微，身无大热者，干姜附子汤。

海藏云：服姜附汤，有二法：若身表寒盛，外火少者，宜热服，以接心火；若身表微热，内水多者，宜冷服，以从肾水。此服药之法度，亦不可不知也。

发汗，若下之，病仍不解，烦躁者，茯苓四逆汤主之。

阴盛烦躁

少阴病，吐利，手足厥冷，烦躁欲死者，吴茱萸汤。

阴盛格阳躁

病人身冷，脉沉细疾，发躁，欲坐卧泥水中，饮水不得入口者，此阴盛格阳也，吴茱萸汤、四逆汤加葱白。《活人》用霹雳散，云须臾躁止得睡，汗出即瘥。

［附一证］阴中伏阳烦躁六脉沉伏

病人头疼，身温，烦躁，指末皆冷，胸中满，恶心，六脉沉伏，按至骨则若有力，此阴中伏阳也。仲景法中未载此证，世人尝有患此者，若用热药以助之，则为阴所隔绝，不能导引真阳，反生客热；用冷药则所伏真火愈见消抑，非其治也。须用破阴丹，破散阴气，导达真火之药，使水升火降，然后得汗而解矣。

服此丹，病甚者须二百粒，冷盐汤下。服后当不时烦躁狂热，手足躁扰，状反惊人，此勿疑，正所谓换阳也。须史稍定，自然汗大出，身凉病除。破阴丹，方见阴毒。

烦躁诸不治证

少阴病，吐利烦躁，四逆者，死。

少阴病，四逆，恶寒身蜷，脉不至，不烦而躁者，死。

少阴病，脉微沉细，但欲卧，汗出不烦，自欲吐，至五六日自利，复烦躁不得卧寐者，死。

伤寒脉微而厥，至七八日肤冷，其人躁无暂安者，为藏结，死。

伤寒六七日，脉微，手足厥冷，烦躁，灸厥阴，厥不还者，死。

伤寒发热，下利厥逆，躁不得卧者，死。

懊憹

心中郁郁然不舒，愦愦然①无奈者，懊憹也。由下后表邪乘虚内陷，结伏于心胸之间，致如是也。治法或吐或下，审而行之，苟用之失宜，变证生矣。

太阳病，脉浮动数，头痛发热，微盗汗出，而反恶寒者，表未解也。动数则变，胃中空虚，客气动膈，短气躁

---

① 愦愦然：烦闷貌，忧愁貌。

烦，心中懊侬，栀子柏皮汤。发汗吐下后，虚烦不得眠，反复颠倒，心中懊侬，栀子豉汤。

阳明病，下之，其外有热，手足温，不结胸，心中懊侬，饥不能食，但头出汗者，栀子豉汤。

阳明病，脉浮而紧，咽燥口苦，腹满而喘，发热汗出，不恶寒，反恶热，身重。下之则胃中空虚，客气动膈，心中懊侬，舌上胎者，栀子豉汤。

阳明病，下之，心中懊侬而烦，有燥屎者，大承气汤。

阳明病，无汗，小便不利，心中懊侬，身必发黄。

小便不利　小便难

小便不利与小便难，多由汗下亡耗津液而然。其属阳经中风，内有郁热，或风湿寒邪，别相乘搏者，显于兼证，辨之须详，故条列论文，使易晓然也。

阳经诸证

太阳病，饮水多，必心下悸。小便少者，茯苓甘草汤。若兼身黄而小腹硬，脉沉结者，茵陈汤。此为郁热，法宜疏泄。

阳明病，小便不利，有欲作痼瘕一证，有濈然汗出而解一证，与欲发黄之候，皆详见源集。其若脉不浮，发热，渴欲饮水，小便不利者，猪苓汤加阿胶、滑石主之。此佐甘寒，以清阳明也。

病人小便不利，大便乍难乍易，时有微热，喘冒不能卧者，有燥屎也，宜大承气汤。得病二三日，脉弱，无太阳、柴胡证。若不大便，六七日小便少者，虽不能食，但初头硬，后必溏。须小便利，屎定硬，乃可用大承气汤攻之。此阳明里证而以脉弱，故用药轻重不宜鲁莽也。

少阳伤寒，五六日中风，往来寒热，胸胁痛，不欲食，心烦喜呕，或心下悸，小便不利者，小柴胡汤。此半表半里传邪，止用和解而愈。

阴经诸证

少阴，小便不利，而大便自利，腹痛，或兼四逆者，此为少阴传邪，并宜四逆散加茯苓。兼便脓血者，桃花汤。若兼四肢沉重，有水气者，则宜真武汤，以去内水。

厥阴病，哕而腹满，小便不利，脉浮者，五苓散；不浮者，猪苓汤。

汗下后诸证

太阳病，大发汗后，胃干，烦躁不得眠，欲饮水，小便不利，脉浮者，五苓散；不浮者，猪苓汤。与厥阴见症法同。

服桂枝汤，或汗或下之，仍头项强痛，翕翕发热，无汗，心满微痛，小便不利者，桂枝去桂加茯苓白术汤。

若表未解，反下之，不结胸，但头汗出，小便不利者，必发黄，宜茵陈汤、栀子柏皮汤选用。

本以下之，心下痞，与泻心汤，痞不解，渴而口燥烦，小便不利者，五苓散。

伤寒五六日，已汗复下，胸胁满微结，小便不利，渴而不呕，但头汗，心烦，往来寒热，为未解，柴胡桂姜汤。此由汗下损津液、虚正气而渴烦，寒热仍在，故用柴胡桂姜佐之，助阳逐表也。

伤寒八九日，下之，胸满烦惊，小便不利，谵语，身重，不可转侧，柴胡加龙骨牡蛎汤。

小 便 难 亦由汗下所致。

胁痛，身黄，小便难，若阳明胃实，未下者，宜小柴胡汤。若下后，不食，项强者，忌柴胡。详胁痛。

太阳发汗，遂漏不止，恶风，小便难，四肢难屈伸，宜桂枝附子汤；若太阳中风，以火劫发汗，则邪风被火热，血气流溢，身黄，阳盛阴虚，欲衄，小便难；方论详头汗。若少阴以火劫汗者，则咳而下利，谵语，小便难。详胁痛。

阳明胃实，发热恶寒，脉浮紧，下之者，则腹满，小便难。若脉浮弱，恶风寒，下之者，则胁满，身黄，项强，小便难。

风 湿 证

小便不利，关节疼痛，若痛不得屈伸，汗出恶风，身肿者，属风湿，宜甘草附子汤。

小便不利，大便反快，脉沉缓者，属湿痹。

《活人书》用五苓散。

【附】《活人》云：阴证小便不利，手足厥冷，脉微细者，但服返阴丹，并取脐下石门穴灸之。

吴氏曰：凡伤寒，小便不利，当分六经治之，太阴少阴，详见本条。太阴腹满自利，小便不利，无热脉沉者，理中汤合五苓散，更加厚朴、木香，分利其小便，而大便自止。厥阴寒闭，厥冷脉伏，囊缩入腹，小便不利，宜四逆汤通草茯苓。或灸气海、石门穴。或以葱熨法治之。若阴虚火动，小便赤涩不利而不渴者，热在血分也，宜知母、黄柏、生地之类。其内热盛，大便不通，小便赤涩不利者，八正散主之。夫膀胱为津液之腑，气化则能出，若汗多，津液外泄，小便因少，不可利之，重亡津液，俟汗止，小便自行也。

小便自利　小便数　附遗溺

小便自利，表里寒热六经俱有之证。凡在阳经，小便利而少腹硬者，非血则粪，宜通利之。若阴经，皆属虚寒，以温里为亟。至小便数，诸表里见症，惟在三阳，而三阴则并无小便数之症。此为有辨也。

阳经小便自利

太阳病六七日，表证仍在，脉微而沉，反不结胸，其人发狂，以热在下焦，小腹当硬满，小便自利，为蓄血，下去其血乃愈，抵当汤。

太阳病身黄，脉沉结，小腹硬，小便自利，其人如狂，血证也，抵当汤。

伤寒十三日不解，过经谵语，小便利而大便亦下利，脉反和，调胃承气汤。详见谵语条。

伤寒，发热恶寒，大渴欲饮水，其腹必满，自汗，小便利者，为欲解。此肝①乘肺，名曰横，刺期门。

阳明病，反无汗而小便利，二三日呕而咳，手足厥者，必苦头痛。详见头痛无汗。

阳明病，自汗，小便利，为津液内竭，屎虽硬，不可攻，宜蜜煎导之，或猪胆汁亦可导。

伤寒脉浮而缓，手足自温，系在太阴，当发身黄。若小便自利，不能发黄。至七八日，大便硬，是为阳明病也，大承气汤。前证至七八日，虽暴烦下利日十余行，必自止。

阴经小便自利

少阴病，既吐且利，小便复利而大汗，下利清谷，内寒外热，脉微欲绝者，四逆汤。

少阴病，二三日至四五日，腹满，四肢沉重疼痛，自下利，为有水气。此证有小便不利，有小便利，并用真武汤。

厥阴病，热少厥微②，指头寒，默默不欲食，烦躁，数日小便利，色白者，此热除也。欲得食，为病愈。

小 便 数

太阳病，自汗心烦，微恶寒，脚挛急者，慎不可行桂

---

① 肝：原作"脾"，据《伤寒论》辨太阳病脉证并治篇改。
② 厥微：赵刻本《伤寒论》此二字互乙。

枝也，宜甘草干姜汤、芍药甘草汤。

若服甘草干姜汤，复胃气不和，谵语者，少与调胃承气汤。

太阳病，汗吐下后，微烦，小便数，大便因硬，与小承气汤和之愈。

跌阳脉浮而涩，浮则胃气强，涩则小便数，浮涩相搏，大便则硬，其脾为约，麻仁丸。

【附】吴氏曰：凡小便数者，频欲去而不多也。太阳、阳明，治各有条。其肾虚有热，小便频数者，清心莲子饮，或人参三白汤加知母、黄柏、麦冬、石莲肉之类。或服滋补丸亦佳，补中益气加知、柏、生地、麦冬主之。

此治杂病诸法，可以为禀弱气虚、心肾不足之人患伤寒得此证者，参养正祛邪而兼用之也。

遗　溺

遗溺一证见之合病者，邪在阳经；见于风温者，由下之逆也。其他阴经，皆属下寒，膀胱不约，或肺气虚上源不能禁摄。宜辨阴阳虚实，吉凶所由判也。

三阳合病，腹满身重，难转侧，口中不仁，面垢，谵语，遗尿，自汗者，不可汗，不可下，宜少与白虎汤。

风温病，脉浮自汗，体重多眠，若下之，则直视失溲。详风温。

下焦蓄血，小腹结急，小便不禁，轻者桃仁承气汤，重者抵当汤。经云：邪中下焦，阴气为栗，足膝寒冷，便溺妄出，合用四逆汤。

寸口脉微而涩，卫气不行，荣气不建，三焦不归其部。上焦不归者，噫而吞酸；中焦不归者，不能消谷引食；下焦不归者，则遗溲。

咳而失小便者，不可发汗，汗出则四肢厥冷。

遗溲，狂言，目反直视者，此为肾绝。

【附】吴氏曰：凡遗尿者，热盛神昏，为可治；若阴证逆冷，遗尿，脉沉微者，多难治，宜附子汤加干姜、益智，以温其下也。若厥阴，囊缩逆冷，脉微遗尿者，四逆汤加吴茱萸温之，阳不回者死。凡伤寒汗下后，热不解，阴虚火动而遗尿者，以人参三白汤加知母、黄柏，或补中益气汤加知、柏、麦冬、生地、五味子之类主之。若狂言直视，谵语遗尿者，肾绝不治。经曰：水泉不止者，膀胱不藏也，要在滋补膀胱之气。东垣谓：遗溲为肺金虚，又当补益肺气。大抵肺肾虚热甚者可治，惟肾绝则不可治，盖下焦气绝，不归其部故也。

发斑

斑与疹，形分大小。疹状如蚊虫咬，小点而赤，《南阳》^①所谓瘾疹如锦纹者是也。斑状点夹赤片而大，华佗所谓如鸡头大，微隐起，喜着两胁者是也。要之，皆热

---

① 南阳：即《类证活人书》。

毒所为。但热有微甚，盖疹稍轻，而斑则毒甚也。发之处，多在胸背，或面部四末间。其病一由下早，热气乘虚入胃；一由下迟，热留胃中，故色最红赤。若紫黑者，胃烂不可治，此恶候也。仲景书未载此病证治，《南阳》乃著两证，曰温毒，曰热病。至海藏增时气与伤寒，合之为四。而吴氏则更益以内伤寒及阴证，合之为六，几于备矣。兹本吴氏论列六证，方治悉录之，俾①学者有考焉。

吴氏六证

一曰伤寒发斑。盖因当汗不汗，当下不下，热毒蕴于胃中，乃发斑也。《千金方》曰：赤斑出者，五死一生，黑斑出者，十死一生也。大抵鲜红起发者吉，虽大赤亦不妨，但忌稠密成片，紫赤杂黑，为难治耳。凡斑欲出未出之际，且与四味升麻，先透其毒，若脉弱者，倍加人参，食少，大便不实者，倍用白术主之。若斑已出，则不宜再升发也。又不可发汗，汗之则更增斑烂；又不宜早下，下之则斑毒内陷也。如脉洪数，热盛烦渴者，以人参化斑汤主之。若消斑毒，或以犀角玄参汤、大青四物汤之类。如热毒内甚，心烦不得眠，错语呻吟者，黄连解毒汤加玄参、升麻、大青、犀角之类主之。热甚烦渴喘咳者，解毒合化斑汤主之。若斑势稍退，内实不大便，谵语有潮热

---

① 俾（bǐ比）：使，把。

者，大柴胡加芒硝，或调胃承气汤下之。如未可下，有潮热、烦渴者，且与小柴胡汤去半夏，加黄连、山栀、黄柏、花粉主之，或加大青亦佳。如无大青，以大蓝叶或真青黛代之亦可。

二曰时气发斑。乃天疫时行之气也。人感之则憎寒壮热，身体拘急，或呕逆，或喘嗽，或胸中烦闷，或躁热起卧不安，或头痛，鼻干，呻吟不得眠，此皆斑候也。先用纸捻于病人胸背、面部、四肢照看之，有红点起者，此斑发也。来势急者，发热一二日便出；势缓者，发热三四日而出也。察其脉，若微弱，元气虚者，必先以三白汤倍加人参，以助真气。次察斑，欲出未透者，以升麻葛根汤主之。如虚人胃弱者，以四君子汤合升麻葛根用之，名曰升君汤。凡斑不透者，《直指方》加紫草茸亦佳。若斑疹初出有表证，憎寒壮热，头痛骨节痛，四肢拘急，胸中满闷者，以三因加味羌活散主之，或加紫草茸亦佳。若斑出稠密，或咽喉不利者，犀角消毒饮、玄参升麻汤之类主之。凡斑出脉数大，烦渴者，人参化斑汤主之。若发热潮热不解者，以小柴胡汤，随证增损用之。或人参败毒散，亦可出入用之。凡斑出而呕逆者，必用二陈、黄连、生姜之类。喘嗽不止者，必用知贝母、栝蒌仁、黄芩、石膏之类。咽痛者，必用连翘、牛蒡子、玄参、升麻、桔梗、甘草之类。若斑出而毒盛者，必用犀角、大青、玄参、黄连、黄芩、黄柏、山栀、石膏、知母之类主之。但斑方出未出之时，切不可便投寒凉之剂，以攻其热，并饮凉水等物，致伤胃气，先作呕吐也。时气发斑，尤不可误行发汗攻下，虚其表里之气，为害更甚也。若脉弱者，或先有房事，必审问之，如属夹阴，必先助真气为要也。

三曰温毒发斑。冬应大寒而反大温，人感此不正之气而为病者，名曰冬温。若发斑，名曰温毒。大抵治例与时气同，而温毒为甚尔。但冬时触冒温气，病未即发，至春或被积寒所折，毒不得泄，遇天气暄暖①，温毒始发，则斑出如锦纹而咳，心闷，但呕有清汁，《活人书》主用葛根橘皮汤。其冬月冒寒郁为热毒，至春始发，或已发汗吐下而表证未罢，毒气未散，以此发斑者，《活人书》主用黑膏。黑膏之外，若玄参升麻汤、犀角大青汤、人参化斑汤、青黛一物等方，皆可审酌合宜，选而用之。凡温病发于春，热病发于夏，出斑者，治与伤寒同法也。此由怫郁之热，自内而发于外，亦非轻也。

四曰阳毒发斑。其候狂言，下利，咽痛，面赤，斑出如锦纹，以阳毒升麻汤、大青四物汤、人参化斑汤、栀子仁汤，选而用之。

五曰内伤寒发斑。此因暑月得之。先因伤暑，次食凉物，并卧凉处，内外皆寒，逼其暑火浮游于表而发斑也。

---

① 暄暖：温暖，暖和。

此病若脉沉涩，或寒热间作，而皮肤按之，亦无大热，斑不甚炽者，宜调中清暑之剂加香薷、扁豆治之。

六曰阴证发斑。《略例》曰：阴证发斑，亦出胸背手足，但稀少而淡红也。此人元气素虚，或先因欲事内损肾气，或服凉药太过，遂成阴证。伏寒于下，逼其无根失守之火，聚于胸中，上独熏肺，传于皮肤，而发斑点如蚊蚤咬痕，非大红点也，与调中温胃汤加茴香、炒白芍主之。寒甚脉微者，以大建中汤主之，则真阳自回，阴火自除，而病乃愈。此治本不治标也。大抵发斑，身温足暖脉数大者为顺，身凉足冷脉微细者为逆也。凡治斑，不可专以斑治，必察脉审症，视其虚实而治之，斯为良矣。

哕即吃逆。诸书呕哕字连用者，证属呕逆，姑仍旧。此专论吃逆，故辨正之

哕病，俗谓之吃逆，其候最为危恶。或以干呕重者为哕，或又以咳逆为哕，皆非也。哕由胃热自作者，止阳明中风一证、下虚伏阴相火冲上者一证、失下火逆奔上一证，其他多由胃虚与水及汗吐下治逆而致。兹条列之，以为临此证者决择之柄，使可起者不并委于不治，斯无憾也。此证一名馤，音噎，不得息也。

胃 热 哕

阳明中风，脉弦浮大，短气，腹满，胁下及心痛，鼻干不得汗，嗜卧，一身及面目悉黄，小便难，有潮热，时

时哕，脉续浮者，与小柴胡汤。若不尿，腹满加哕者，不治。

伤寒哕而腹满，视其前后部，知何部不利，利之则愈。此仲景无治法，《活人》云：利前部宜猪苓汤，利后部宜调胃承气汤。

失 下 哕

少阴吃逆者，此失下也。里热失下，则阴消将尽，阳逆上行，火热奔急，使肺阴不内，阴尽阳亦将散也。故论云：脉散者死。此为阳极。若脉犹实，便硬者，仍急下之，大承气汤。脉弱便软者，泻心汤主之，或凉膈散去硝黄，清肺散亦可。

此证若脉左浮右沉实，非表也，里极则反出于表也。若饮水过多，心下痞而渴逆，别无恶候者，五苓散主之。恶候生，兼以舌挛、语言不正，而反昏冒与咽痛者，少阴里热深也，速下之，大承气汤。故知邪入已深，则内热当沉，而脉反浮，阳极复之表也。

阴 证 哕

《要略》言：气自脐下直冲于胸嗌间，吃逆者，此阴证也。亦有病人下虚，内既伏阴，更误用寒凉，致冷极于下迫，其相火上冲集于胸中以为吃逆者。其症病人烦躁，自觉甚热，他人以手按其肌肤则冷，此为无根失守之火，散乱为热，水极似火，两者皆欲尽也。《活人》用羌活附子散或加味附子汤，急温其下，阳回火降，吃逆自止。如冷极，吃逆不止者，或兼以硫黄乳香散嗅法，或灸期门、中脘、关元、气海。但要取手足温暖，脉生阳回则起矣。

治逆哕

伤寒大吐大下之，极虚，复极汗出者，其人外气怫郁，复与之水，以发其汗，因得哕。所以然者，胃中寒冷故也。

此由吐下复汗，加以水寒，为虚寒相搏。治宜吴茱萸汤、理中汤，或用上条《活人》所主加味附子汤亦可。

《活人》云：若服药不瘥者，灸之必愈。其法：妇人屈乳头向下尽处骨间，灸三壮；丈夫及乳小者，以一指为率①。男左女右，艾柱如小豆许，与乳相值间陷中动脉是。

胃中虚冷，不能食者，饮水则哕。

里病不转矢气者，不可攻，攻之必胀满不食，与水则哕。

阳明病，胃虽实，不能食，攻其热必哕。

湿家，头汗出，背强恶寒，欲覆被向火者，下之早则哕。

太阳病，以火劫发汗，血气流溢，身黄，头汗，谵语，甚者至哕，循衣摸床，小便利者可治。

----

① 率（lǜ律）：规格，标准。

以上凡由得水而逆者，当用水饮门诸法，量表里水气治之。湿家下早者，详体痛门；火劫者详头汗门，可以互通也。

［附］吃逆诸方名备选用

阳证和解①：三因橘皮竹茹汤，半夏生姜汤。

阴证：橘皮干姜汤，匀气散，良姜汤，肉豆蔻汤，扁鹊丁香散，急救方。

吐血　便脓血

寒科诸血证，若衄血、蓄血，源集中序次已明。其吐血、便血杂见各经中，未能一目可了。兹取肯堂书胪列井然者条录之，以便学者考览，不烦研索焉。

吐　血

成氏曰：杂病吐血、咯血，责为实邪；伤寒吐血、咯血，皆由误汗下及火逆而致，是为坏病。其热有微甚也，宜随其逆而调之。惟少阴厥竭误汗一证，强动经血，故云难治也。

凡服桂枝汤吐者，其后必吐脓血。宜黄芩汤、麻黄升麻汤。

脉浮热甚，反灸之，必咽燥吐血。宜茅花汤、解毒汤、黄芩芍药汤。

少阴证，恶寒发热，无头痛，误大汗，使血从耳目口

---

① 和解：疑衍。

鼻出者，名阴血，多不语，此与鼻衄阳血不同。

按：此与上竭下厥者少不同。误发少阴汗，动其阴血，随阳而溢，若救之，宜用大剂地黄汤镇之。以俟明者。

咽痛吐血，若面赤斑斑如锦纹者，为阳毒，宜升麻鳖甲汤。

伤寒六七日，大下后，手足厥逆，下部脉不至，唾脓血，泄利不止者，为难治，麻黄升麻汤。

《活人书》云：伤寒吐血，诸阳受邪，初热在表，应发汗。热毒入经，结于五脏，内有瘀积，故吐血也。瘀血甚者，抵当汤；轻者桃仁承气汤，兼服犀角地黄汤、三黄丸。

此专为热入里，而有蓄血在上者之治，亦须识此。海藏云：汗多为衄血，脉浮灸之；咽燥为唾血；当汗不汗，热入于里者，为呕血、吐血。此皆在上也，犀角地黄汤主之，凉膈散加生地黄亦可。又云：此证乃足太阴所主，脾所不裹，越而上行，所以有吐血、呕血之候。实者犀角地黄汤，虚者黄芩芍药汤。以呕吐主于脾，用芍药者，太阴药也。

便脓血

便脓血，热病也。其在太阳者，误发淋家汗，因便血，猪苓汤。此坏病也。由小便淋沥所致，故利其小便而愈。

阳明病，下血谵语，此热入血室，刺期门，以散其热也。

无表里证，因下后协热便脓血者，热势下流故也。其在少阴下利便脓血，又有至四五日，腹痛便脓血，治以桃花汤。用赤石脂、粳米调正气，涩滑脱，少佐干姜之辛以散之。

此皆治法之有可为楷范者。至若八九日，一身尽热，必便血；又伤寒先厥后热，必便脓血；又伤寒厥少热微，后必便血；又下利脉数而渴，必清脓血。是数者，皆传经之热邪，虽仲景无一定之方，要当随证轻重，或用微凉，或用疏导，可以中病取效。惟不系阴寒之证，误用辛热，则其咎在医。故"便脓血"论中别未著死候，可思也。

【附】吴氏曰：凡下血、便脓血，有阴阳冷热之不同，须详辨之。古人云：见血无寒，又言血得热而行，此大概之语也。属热者，固常八九，而属寒者，亦有一二，不可拘定谓无寒也。《要略》曰：阳证内热，则下鲜血；阴证内寒，则下紫黑如豚肝也。且夫阳证脉数有力为实热，自当治以苦寒；若数而无力，为虚热，又当用甘温养血之药，少佐寒凉可也。至若阴证下血，脉来无力，与夫下脓血，身热脉大者，亦此证之切忌者，不可尽忽视也。

动气　素有之病，因感而发者

动气者，筑筑然①动，跳于腹者是也。有左右上下之分，总忌汗下，其证治宜辨。

动气在右，不可发汗，汗则衄而渴，心苦烦，饮即吐水。

《活人》云：先服五苓散三服，次服竹叶汤。

动气在左，不可发汗，汗则头眩，汗不止，筋惕肉𥆧。

《活人》云：先服防风白术牡蛎汤。汗止，次服建中汤。

动气在上，不可发汗，发汗则气上冲，正在心端。

《活人》云：宜服李根汤。

动气在下，不可发汗，发汗则无汗，心中大烦，骨节苦疼，目晕恶寒，食则反吐，谷不能进。

《活人》云：先服大橘皮汤。吐止，次服小建中汤。

动气在右，不可下，下之则津液内竭，咽燥鼻干，头眩心悸；动气在左，不可下，下之则腹内拘急，食不下，动气更剧，虽身有热，卧则欲蜷；动气在上，不可下，下之则掌握热烦，身上浮冷，热汗自泄，欲得水灌；动气在下，不可下，下之则腹胀满，卒起头眩，食则下清谷，心下痞。

当考后《保命集》方。如久不治，传为积热，治之难

---

① 筑筑然：上下摇动，如筑杵捣物的样子。

痉也。

《保命集》方

伤寒汗下后，脐左有动气者，宜防葵散；伤寒汗下后，脐上有动气者，宜枳壳散；伤寒汗下后，脐右有动气者，宜前胡散；伤寒汗下后，脐下有动气者，宜茯苓散。

气上冲心总论

气上冲者，汗吐下之后，腹里气时时上冲也。此虽经下之邪，犹在表故也。由误行汗吐下者，多致痞气，上冲咽喉；若未经汗吐下而胸中痞气上冲者，则为膈实，宜吐也。其证有奔豚、阴阳易、卒口噤与动气发汗，吐下后发汗，变生气冲之各异，其治乃有当吐、当灸、泄邪和经之不同。按条而治，宜详辨焉。

胸中痞硬气上冲

病如桂枝证，头不痛，项不强，寸脉微浮，胸中痞硬，气上冲咽喉不得息者，此为胸有寒也，当吐之，瓜蒂散。

【附】《活人书》瓜蒂散，每服一钱匕①，药下便卧，欲吐且忍之，良久不吐，取三钱匕②，汤二合③和服，以手指探之便吐；不吐复稍增之，以吐为度。若吐少病不除，

---

① 匕：原作小字"二"字符，义不合。查《活人书》作"匕"，据改。
② 匕：同上。
③ 合（gě 葛）：古代市制容量单位，约合今 20mL。

明日如前法再吐之，不可令人虚也。如药力过时不吐，饮热汤一大碗，以助药力。吐讫便可食，无更服。若服药过多者，饮水解之。

奔豚气上冲

奔豚气上冲胸，腹痛，往来寒热，奔豚汤主之。

按：杂病肾之积，名曰奔豚，发于少腹至心，若豚状，或上或下，饥见饱减，用大七气汤加茴香、楝子等药。此有往来寒热，为厥阴病，故宜奔豚汤。

阴阳易气上冲

阴阳易，少腹里气引阴中拘挛，热上冲胸，头重不欲举，眼中生花者，宜烧裈散。

此缘正气本虚，故交接感染余邪，或病后犯房，自复作病，皆有此证，当以安正气为主。详见阴阳易。

口噤不得语气上冲

气上冲胸，口噤不得语，欲作刚痉者，宜葛根汤。

此太阳病，无汗，而小便反少，气上冲胸，不得语，欲作刚痉之候也。《活人》辨杂病项背反张之痉，与伤寒发热恶寒者异，故用葛根太阳汗剂为宜。

烧针处被寒气上冲

烧针令其汗，针处被寒，核起而赤者，必发奔豚。气从少腹上冲心，灸其核各一壮，与桂枝加桂汤。

此用桂枝加桂者，助泄奔豚，使气降而平也。

汗吐下气上冲各证

动气发汗则气上冲，正在心端。

《活人》云：宜服李根汤。

太阳下后，其气上冲者，可与桂枝汤，方用前法。若不上冲者，不可与之。

伤寒吐下后，心下逆满，气上冲胸，头眩，脉沉紧，若发汗则动经，身为振摇者，茯苓桂枝①白术甘草汤。

伤寒吐下后，发汗，虚烦，脉甚微，八九日心下痞硬，胁下痛，气上冲咽喉，眩冒，经脉动惕者，久而成痿。

［附］气上冲心饥不欲食吐蛔

气上冲心疼，饥不欲食，吐蛔者，经曰厥阴病也，宜桂枝白术茯苓汤、理中安蛔散。若厥冷，心烦而饥不能食者，为邪在胸中，宜瓜蒂散吐之。太阳病，吐，发汗出，发热不恶寒，腹中饥，口不能食，或朝食暮吐者，此为小逆，详见发热。其阳明病下后，心中懊憹，饥不欲食，但头汗出，则宜栀子豉汤。诸宜辨晰也。

气上冲心，吐蛔，病名蛔厥者，其人静而复时烦，此为脏寒。蛔上入膈故烦，须臾复止。得食而呕又烦者，蛔闻食臭出，乃自吐蛔。蛔厥者，乌梅丸主之。

病人有寒，复发汗，胸中冷，必吐蛔。《活人》云：

---

① 桂枝：原脱，据赵刻本《伤寒论》补。

先服理中丸，次服乌梅丸。

按：吐蛔，最为恶候，此由胃虚寒极而作。经曰：脏厥者死。脏厥，手足逆冷，烦躁无暂安之时，阳气已绝，故不可起。若蛔厥虽烦，吐蛔已则静，或口燥舌干，常欲冷饮浸口不欲咽，烦躁昏乱欲死，两手脉沉迟，足冷至膝，甚者连蛔并粪俱出，大便秘而不行，此证虽见，多可救治，宜加味理中安蛔散、乌梅丸治之；足冷甚者必加附子。蛔得苦则安，得酸则止，得辛则头伏于下，故佐药中必加黄连、川椒之属。又戴氏云：吐蛔，人皆知为阴也，然亦有阳证吐蛔者。当看别症如何，不可专以胃冷为说。曾记一人阳黄吐蛔，又大发斑，阳毒证，口疮，咽痛，吐蛔，皆以冷剂收效，是亦有阳证矣。此一案亦不可不知也。

厥总论　尸厥附

凡手足冷曰厥，四肢不温曰四逆，不温即冷也。仲景言四逆与厥者非一，或曰四逆，或曰厥，或曰厥逆、厥冷、厥寒，或曰手足逆冷、手足厥逆、手足厥冷、手足厥逆冷，俱是言寒冷耳。故厥逆二字，每每互言，未尝分逆为不温，厥为冷也。但四肢与手足却有所分，以四字加于逆字之上者，是通指手足臂胫以上言也。以手足加厥逆、厥冷等上者，是独指手足言也。特四肢通冷，比之手足独冷，则为较重耳。然而厥逆，亦有阴阳之殊。热极而成厥逆者，阳极似阴也。寒极而成厥逆者，独阴无阳也。盖邪在三阳，则手足热，传至太阴，则手足温，至少阴，则逆而不温，至厥阴，则为之厥，是逆之甚也。自热至温而四逆至厥者，传经之邪也。始得之便厥，是阴经受邪，阳气不足也。故治热厥用四逆散，治寒厥用四逆汤。宜审轻重浅深而酌阴阳二厥以施治焉。其不属诸经，误攻失下，诸证有热有寒，并条列之可按也。

传经热厥

伤寒脉滑而厥者，里有热也，白虎汤主之。

三阳合病，腹满身重，口不仁，面垢，谵语，遗尿。下之则额上汗出，手足逆冷。若自汗者，白虎汤主之。

少阴病，四逆，其人或咳，或悸，或小便不利，或腹中痛，或泄利下重者，四逆散。

厥阴伤寒，先厥后发热而利者，必自止。见厥复利，四逆散。

病至厥阴，乃阴之极也。反发热者，阳极阴生，则阳病有厥冷之理；阴极阳生，则厥逆者复有发热之证。所谓"亢则害，承乃制"也。

阴经寒厥

少阴病，吐利，手足厥冷，烦躁欲死者，吴茱萸汤。

少腹满痛而厥，为冷结关元。详少腹满痛。

诸下利兼厥逆诸证属阴寒者，并详下利条，兹不赘。

伤寒，厥四日，热反三日，复厥五日，其①病为进。寒多热少，阳气退，故为进也。

误 攻 厥

太阳中风，发热恶风，若脉微弱，汗出者，不可服桂枝汤，服之则厥逆，筋惕肉瞤，此为逆也。宜真武汤。

少阴病，但厥无汗，而强发之，必动其血，从口鼻或从目出，名下厥上竭，难治。

伤寒，一二日至四五日而厥者，必发热。前热者后必厥，厥深者热亦深②，厥微者热亦微。厥应下之，而反汗者，必口伤烂赤。

此为传经热邪入腑实证，故直曰应下之。故经云四逆不可下，欲人详慎也。必若厥冷而或有温时，手足虽厥冷，而手足掌心必暖，然后攻下得宜，临证无误。

伤寒五六日，不结胸，腹濡，脉虚，复厥者，不可下。此为亡血，下之死。

失 下 厥

下症悉具而见四逆者，是失下后，血气不通，四肢便厥。医人不识，却疑阴厥，复进热药，祸如反掌。大抵热厥，脉必沉伏而滑，头上有汗，手虽冷，时复指甲温，乃用承气下之，不致谬误矣。以上治法见下利、气上冲者不复录，

---

① 其：原作"共"，据赵刻本《伤寒论》改。
② 深：原作"热"，据赵刻本《伤寒论》改。

当参看。

厥热自愈日期

伤寒病，厥五日，热亦五日，后六日当复厥，不厥者自愈。厥终不过五日，以热五日，故知自愈。

经曰：厥少热多，其病为愈者，此也。

伤寒热少厥微，指头寒，默默不欲食，烦躁，数日小便利，色白者，此热除也，欲得食，其病为愈。若厥而呕，胸胁满烦者，其后必便血。

此邪初传里之证，数日热旋去，欲食，胃气已和，故为愈。若未欲食，宜干姜甘草汤。呕而胸胁烦满者，少阳证也。少阳与厥阴为表里，邪干其腑，故见上证。肝主血，故后必便血。其"旦日夜半愈"一条详见下利。

厥逆不治诸证

少阴病，恶寒身蜷而利，手足逆冷者，不治；少阴病，吐利烦躁，四逆者死；少阴病，四逆恶寒而身蜷，脉不至，不烦而躁者死；发热而厥，七日下利者，难治；伤寒六七日，脉微，手足厥冷，烦躁，灸厥阴穴，厥不还者，死；发热，下利厥逆，燥不得卧者，死；发热，下利至甚，厥不止者，死。

陶氏曰：阴阳二厥，治之一瘥，死生立判。阳厥者，先自三阳气分，因感寒邪，起于头痛，发热恶寒，以后传至三阴血分，变出四肢厥冷乍温，大便燥实，谵语发渴，扬手掷足，不恶寒，反怕热，或腹痛后重，泄利稠黏，小便赤涩，脉沉有力。此见传经热证，谓之阳厥。阳极发热，即阳证似阴，外虽有厥冷，内有热邪耳。盖因大便失下，使血气不通，故手足乍冷乍温也。如火炼金，热极金反成水，而能载物。厥微热亦微，四逆散；厥深热亦深，大承气汤。若不明此，复投热药，如抱薪救火。夫阴厥者，乃三阴血分自受寒邪，初病无身热头疼，就便恶寒，四肢厥冷，直至臂颈以上，过乎肘膝不温，引衣蜷卧，不渴，兼合腹痛吐泻，小便清白，或战栗，面如刀刮，口吐涎沫，脉沉迟无力。此为阴经直中阴寒证，不从阳经传入，谓之阴厥也。轻则理中，重则四逆，学者于此宜详审焉。

戴氏云：近有阳病，自腰以上极热，两足当冷。盖三阴脉上不至头，故头不疼；三阳脉下不至足，故足冷也。

《活人》云：病人寒热而厥，面色不泽，冒昧而两手忽无脉，或一手无脉者，必是有正汗也。多用绵衣裹手足，令温暖，急服五味子汤。或兼与麻黄细辛甘草汤之类服之。周时必有大汗而解矣。

尸　厥

少阴脉不至，肾气微，少精血，奔气促迫，上入胸膈，荣气反聚，血结心下，阳气退下，热归阴股，与阴相助，令身不仁，此为尸厥，当刺期门。

吴氏曰：尸厥者，阳脉下坠，阴脉上争，荣气聚而不通，破阴绝阳之色以发，故形静厥冷昏沉，如死人之状，宜阴毒例中求之。

少腹满　囊缩

少腹满者，有物聚也。清阳出上窍，浊阴出下窍，故胸中满、心下满，在上者气也。在少腹下满者，物也。物者，尿与血尔。邪结下焦，则津液不通，血气不行，或尿或血流滞而胀满也。此多太阳传里，热结在下，故蓄血见证，小便利不利分焉，并抵当汤、丸主之。其厥阴受病者，手足厥冷，言我不结胸，小腹满，按之痛，独此证冷结膀胱，或用真武汤。若胁下素有痞，连在脐旁，痛引少腹入阴筋者，名藏结，死。

热邪少腹满

太阳表不解，干呕，发热而咳，或小便不利，少腹满者，小青龙汤去麻黄加茯苓主之。

太阳病六七日，表证仍在，脉微而沉，反不结胸，其人发狂者，以热在下焦。少腹当硬满，小便自利者，下血乃愈。所以然者，以太阳随经，瘀热在里故也，主抵当汤。

伤寒有热，少腹满，应小便不利，今反利者，为有血也，当下之，不可余药，宜抵当丸。

此与上证稍异者，已无发狂、身黄热甚之症，故逐血药同，而用缓治。丸者，缓也。

太阳病身黄，脉沉结，少腹硬，小便不利者，为无血也。小便自利，其人如狂者，血谛证①也，抵当汤主之。

太阳病不解，热结膀胱，其人如狂，血自下，下者愈。其外不解者，尚未可攻，当先解外。外解已，但少腹急结者，乃可攻之，宜桃仁承气汤。

此曰如狂，未至于发狂，但血不自下，郁热不宁耳。法应攻里而表未能除，必先解表，表既解，则当攻逐血分之热。然此但云少腹急结，与硬满者不同，故桃仁承气较抵当汤为平缓也。

囊　缩

囊缩有热极而缩者，有冷极而缩者。热极者，有可下；冷极者，宜急温之。此证固属厥阴而热者，必烦满囊缩，大小便不通，发热引饮，此地道塞也，为邪气在里，宜下之，大承气汤。寒者，大小便俱通，不发渴，不引饮，地道不塞，邪不在里，则急温之，宜附子四逆加茱萸汤。并灸关元、气海，葱熨等法治之。或正阳散、回阳丹审用。

【附】《活人书》：伤寒六七日，厥阴病，其脉微缓，为欲愈，不浮为未愈。若尺寸俱沉短者，必囊缩，毒气入腹，宜承气汤下之。大抵伤寒病，脏腑传变，阳经先受病，故次传入阴经，以阳主生。故太阳水传足阳明土，传足少阳木，为微邪。阴主杀，故木传足太阴土，土传足少

---

① 血谛证：赵刻本《伤寒论》作"血证谛"，当是。

阴水，水传足厥阴木，至六七日，当传厥阴肝木，必移气克于脾土，脾再受邪，则五脏六腑皆因而危殆。荣卫不通，耳聋，囊缩，不知人而死矣。速用承气汤，可保五死一生。古人云：脾热病，则五脏危，又土为木贼则死。若第六七日传厥阴，脉得微缓微浮，为脾胃脉也。故知脾气全不受克，邪无所容，否极泰来，荣卫将复，水升火降，则寒热作而大汗解矣。

阴毒

阴毒之为病，面青，身体如被杖，咽喉痛，五日可治，七日不可治。升麻鳖甲汤去雄黄、蜀椒主之。

王氏曰：仲景书但名阴毒，主发表。其所叙病，不言阴寒极甚之证；所治方，亦不用大温大热之药。是知仲景所谓阴毒者，非阴寒之病，乃是感天地恶毒异气入于阴经，故曰阴毒耳。后之论者，以阴寒极甚之证称为阴毒，乃取仲景所叙"面目青、身痛如被杖、咽喉痛"数语并而言之，用附子散、正阳散等药以治。观后人所叙阴毒，与仲景所叙之证自是两端。后人所叙阴毒，是里虚内伤冷物，或不正暴寒所中，或过服凉药所变，或内外俱伤于寒而成，非天地恶毒异气所中者也。

始得阴毒脉沉细证

许氏云：阴毒本由肾气虚冷，因欲事或食冷物后伤风。内既伏阴，外又感寒，或先感外寒，而后伏阴。内外皆阴，则阳气不守，遂发头痛，腰重腹痛，眼睛疼，身体倦怠，而不甚热，四肢逆冷，额上及手皆冷，汗不止。或多烦渴，精神恍惚，如有所失；或可起行，不甚觉重。脉之则寸脉沉细而疾，尺脉短小，寸口或无。若服凉药，则渴转甚，躁转急，宜急服还阳退阴之剂即安，以补元气为主。阴证不宜发汗，必气正脉复，有邪热未瘥，然后解表可也。还阳之药，正元散、退阴散、五胜散、白术散、正阳丹、回阳散、返阴丹等方选用。

诸散详方部。

阴毒渐深，爪青面黑，脉七至，沉细，此积阴感于下则阳气消于上。故其候，四肢沉重逆冷，腹痛转甚，或咽喉不利，或心下胀满结硬，躁渴，虚汗不止，或时狂言，爪甲面色青黑。有此证者，速宜灸气海、关元二穴二三百壮，以手足温暖为效。仍服来苏丹、五胜还阳退阴等散。

阴中伏阳

有人初得病，四肢逆冷，脐下筑痛，身痛如被杖，盖阴证也，急服破阴、来复等丹，其脉遂沉而滑。沉者阴也，滑者阳也，病虽阴证，而见阳脉，有可生之理。仲景所谓见阳脉者生，仍灸气海、丹田百壮，手足温暖，阳回得汗而解。

阴毒沉困

阴毒沉困之候，与前后渐染之候皆同，而更加沉重。六脉附骨，取之方有，按之即无，一息八至以上，或不可数，至此则药饵难为功矣。但于脐下灼艾如枣大三百壮以来，手足不和暖者不可治也，倘复和暖，以前辛热药助之，俟阴退阳回，渐减热药而和治之，以取瘥也。

外治用火熁①葱白、醋炒麸皮蒸熨，及酒和茱末热熨脚、涂脐膏外接法，俱救急妙方，并详方部。

两感病

伤寒两感，是必死之证。仲景原无方，而但存治有先后之说，盖亦欲求万一之生耳。其论曰：两感于寒者，一日太阳受之，即与少阴俱病，则头痛，口干，烦满而渴；二日阳明受之，即与太阴俱病，则腹满，身热，不欲食，谵语；三日少阳受之，即与厥阴俱病，则耳聋囊缩而厥，水浆不入，不知人。如此者，六日死，此三阴三阳五脏六腑皆受病，则荣卫不行，脏腑不通而死矣。

仲景所云"治有先后"者，谓发表攻里，视其邪之缓急而图之也。以其表邪急则先发表，葛根麻黄是也；里邪急则先攻里，调胃承气是也。而《活人书》乃引下利身疼痛虚寒证，用四逆救里，桂枝救表之法，以明仲景治有先后之说，云内绻温，则可医矣，然救表亦不可缓也。此则以救为攻，与仲景立言之旨，一天一渊矣。窃思之，病虽脏腑俱受，而感有浅深。人虽表里有邪，而体分虚实，本仲景先后之法，酌虚实实虚之宜，助正除邪，补不足，损

① 熁（xié 鞋）：烤。

有余，以为发，以为攻，固不可拘四逆桂枝，或亦不必拘麻葛硝黄之本方，可乎？若易老所立大羌活汤，其法固以少变矣，吴氏曰服此亦间有可生者。则求十一于千百，但尽仁人之心可耳。

百合病

论曰：百合病者，谓无经络，百脉一宗，悉致病也。人常默默然，意欲食不能食，欲卧不能卧，欲行不能行，或有时闻食臭，或时如寒无寒，如热无热，口苦，小便赤，诸药不能治，得药即剧吐利，如有神灵者，身形虽似和，其人脉微数。每尿时辄头痛者，六十日乃愈；若尿时头不痛，淅淅然者，四十日愈；若尿时快然，但头眩者，二十日愈。体症或未病而预见，或病四五日而出，或病二十日，或一月微见者，各随其证治之。

《活人》云：此云百合伤寒，多因伤寒虚劳，大病后不平复，变成奇病也。

按：此病全属心虚挟病后余邪。观其见症，神明不能自主，而口苦便赤，与尿时所显诸状，皆心经表里之病，故方药纯主百合清心。汗吐下后，诸百合汤所佐，皆清利之剂可见也。

诸　方

百合病，汗后，宜百合知母汤。

百合病，下后，宜百合滑石代赭汤。

百合病，吐后，宜百合鸡子汤。

百合病，不经汗吐下，病形如初者，宜百合地黄汤。

百合病，一月不解，变如渴疾，宜百合散。

百合病，渴不瘥者，宜栝蒌牡蛎散。

百合病，腹中痛，宜一味百合末。

百合病，发热，宜百合滑石汤。

百合病，见于阴者，宜以阳法救之，温补助阳；见于阳者，宜以阴法救之，养阴清热。反此则为逆也。

狐惑

狐惑之为病，状如伤寒，或因伤寒而变成斯病。其状默默欲眠，目牵不得闭，卧起不安。虫蚀于咽喉为惑，蚀于阴肛为狐。不欲食，恶闻食臭，其面目乍赤乍黑乍白，蚀于上部则声嗄①，蚀于下部则咽干。

蚀上声嗄，甘草泻心汤主之。蚀下咽干，苦参汤洗之。蚀于肛者，用雄黄一味为末，取二瓦合之，烧向肛熏之。

《活人》云：狐惑伤寒与湿蟨皆虫证。大抵伤寒腹内热，食少，肠胃空虚，三虫行作求食，蚀人五脏及下部。其候齿无色，舌上尽白，甚者唇黑有疮，四肢沉重，忽忽喜眠。虫蚀其肛烂，见五脏则死，当数看其上下唇，上唇有疮，虫蚀其脏，下唇有疮，虫蚀其肛。杀人甚急，多因下利而得。宜治蟨桃仁汤、黄连犀角汤、雄黄锐散

---

① 嗄（shà 霎）：嗓音嘶哑。

主之。

瘥后劳复诸证　阴阳易

瘥后复病，谓劳复、食复、女劳复也。凡病新瘥，不慎起居，劳力动作或劳心思，致生余热，其病复作，是曰劳复证，有表里寒热虚实之不同。治有微汗、微下、和解、逐水、温中、补脾之各异。其曰食复者，病后脾胃尚弱，食多不能运化，致病复作，治法即在微汗和解方中佐以微下之药。若虚人因食而烦，则但损谷而已。惟最忌犯房事，为女劳复。华佗云：余劳犹可，女劳即死。治法即阴阳易一方。窃按：阴阳易者，男病传女，女病传男，其遗热从媾精而传，故用烧裈散，利小便，使邪从阴窍出也。若犯房劳，非由女病所传，自不当混为一例，大约华佗所谓房劳即死。此病后人自灭其生，不比无病。男女交媾互易，犹为少轻，若救疗之，不过参附大剂挽回万一耳，决无赖于烧裈散之利毒也。其他水气喜唾、虚羸微烦等病，仲景皆立有方矣，后代更广以惊悸、盗汗、喘嗽、失音、梦泄、呕哕、下利、腰痛、不得眠、发㿉遗毒、昏冒诸病，不啻详尽，兹并备录，俾学者有善后万全之具，则表里寒热虚实，审症察脉，参会时代，师古法而变通之，庶乎可以司命矣。

劳复表证

大病瘥后，劳复者，枳实栀子汤主之。

此新瘥，气血未平，余热未尽，起居劳动，感召内热，因而邪自内出。热气散漫，浮越于表，故用栀豉，苦以发之，令微似汗而愈，此非涌吐之用也。若再感风寒，即邪自外入，与劳复异矣。

劳复里证

"枳实栀子汤主之"下云：若有宿食者，加大黄如博棋子大五六枚。

此以食多，脾胃不能化，致引内热而病，故止于枳豉汤加大黄，内外双撤，使不变生他证也。

劳复半表里证

伤寒瘥后，更发热者，小柴胡汤主之。

此余热未尽，因劳复而发热，在半表半里，故用小柴胡和解之。

劳复汗下凭脉施治法

"小柴胡汤主之"下云：脉浮者，以汗解之；脉沉实者，以下解之。

此又申明再发热不专和解之法。如脉浮可汗，仍须汗之，用栀子豉汤。脉沉实可下，仍须下之，用栀豉汤加大黄。

劳复水气证

大病瘥后，从腰以下有水气者，牡蛎泽泻散主之。

此病后脾胃气虚，土困不能摄水，溢于下焦，渍而为肿也。水势幸未泛上，须急驱之，故用峻剂决导。但用之贵审，须量虚实增损。尝有粗工，治水肿，单行商陆，病人虚薄，登厕大下，气脱立绝者。如不得已而用之，或大佐人参可也。

瘥后诸杂证

大病瘥后，喜唾，久不了了者，胃中①有寒，当以丸②药温之，宜理中丸③。

此病后阳气不足，胃中虚寒，不化津液，惟作上唾，久不能敛，用汤药助湿，非法也。故用理中丸，温补脾胃，一方加益智仁尤佳。

伤寒解后，虚羸少气，气逆欲吐者，竹叶石膏汤主之。

此病后津液不足，故虚羸少气，余邪未尽，故气逆欲吐，用竹叶石膏汤，以补虚清余热散逆气也。

病人脉已解，而日暮微烦，以新瘥人，强与谷，脾胃气尚弱，不能消谷，故令微烦，损谷则愈。

此表里证俱解，止日暮微烦，以脾胃气虚，不能消谷，至日暮阳衰之时，微烦不安也。故不用别药，止减谷食，节养脾胃自愈。

伤寒后，虚羸，心气不足，惊悸多忘，宜伏神④散。

---

① 胃中：赵刻本《伤寒论》作"胸上"；《注解伤寒论》作"胃上"。
② 丸：原作"圆"，据赵刻本《伤寒论》改。
③ 丸：同上。
④ 伏神：疑为"茯神"。

若伏热在心而虚悸者，龙齿散。其有气郁生涎，心虚烦闷，坐卧不安，触事易惊，变生他证，宜加味温胆汤。或病后虚羸，日夜汗出不止，心燥口干，咽喉不利，宜雌鸡牡蛎汤。或心虚怔悸，夜梦遗精，牡蛎散。汗不止，向晚增①寒，鳖甲散。

伤寒后夹劳，五心烦热，四肢无力，不能饮食，柴胡汤。

伤寒后，肺痿，劳嗽，唾脓血腥臭连连不止，宜紫菀散。

伤寒后，失音不语，宜二沥汤。

伤寒后，便脓血，下部疼痛，宜诃梨勒丸。若大小便自利，腹中痛者，宜燥肠丸，利止即勿服。或病后热毒未解，下利脓血，则宜黄连丸。此不可补涩。

伤寒后，体虚，元脏积冷，气刺腰痛，宜杜仲酒，外贴蚕蛾膏。

病后发豌豆疮②者，《千金方》止用酒炒黄连一味煎服，外以赤小豆为末入真青黛，以鸡子清调涂疮上，神效。

伤寒汗出愈后，渐觉昏冒，错语呻吟，如见鬼祟，此邪热留伏于心，宜十味温胆汤加黄连主之。若昏冒有寒

---

① 增：通"憎"。《论衡》问孔篇第二十八："不惧季氏增邑不隐讳之害，独畏答懿子极言之罪，何哉？"
② 豌豆疮：即天花。

热、潮热，日晡热者，以小柴胡汤，随证增损。

阴 阳 易

阴阳易病，其人身体重，少气，目中生花，少腹里急，或引阴中拘挛，热上冲胸，头重不欲举，膝胫拘急者，烧裈散主之。

喻氏①曰：病伤寒之人，热毒藏于气血中者，渐从表里解散。惟热毒藏于精髓之中者，无由发泄，故瘥后与不病之体交接，男病传不病之女，女病传不病之男，所以名为阴阳易，即交易之义也。以其暴受阴毒，又非姜附等辛热所能驱，故同气相求，用其人平昔所出之败浊服之，小便得利，阴头微肿，仍从阴窍出耳。

女 劳 复

男子大病后，犯房劳而复病，名曰女劳复。其症头重不举，腰背疼痛，或小腹绞痛，或憎寒发热，或时阴火上冲，心胸烦闷。

《活人书》以雄鼠屎汤主之。有热者，以竹皮汤、烧裈散主之。

《千金方》以赤衣散主之。虚弱者，以人参三白汤调下赤衣散为妙。若小腹急痛，脉沉逆冷者，以当归四逆汤加附子、吴茱萸送下赤衣散救之。仍以吴茱萸一大碗，酒拌炒，熨小腹为佳。

---

① 喻氏：指喻昌。

若外肾缩入腹，离经脉现者死，不可救也。

此女劳复病，诸书所载证治，并与阴阳易同混一病，不外烧裩散，殊欠分晓。惟《千金方》赤衣散，用室女①月经布近隐处者，烧灰，法与烧裩同，而室女经布则其义类取红铅②，用以追补元阳，非裩裆阴浊之气互换，导邪从小便而出者比也。此解惟近时嘉言喻氏发挥甚确，然未尝彰显赤衣散，予特表而出之。况又有三白、四逆等加味法，益为详备矣，但恐得救者万一耳。甚矣，病后人不可不自爱其生也。

【附】吴氏曰：《千金方》治劳复，以麦门冬汤主之。易老加人参，以益元气也。若身热食少无力者，以参胡三白汤、补中益气汤增损主之。如无热而下虚有寒者，以黄芪建中汤。虚甚者，大建中汤、人参养荣汤之类主之。若阴虚火动者，少加黄柏、知母，以救肾水也。

伤寒传经，原为热病，古法于阴寒诸证外，首尾务解热邪，虽瘥后诸病无轻用温补者，盖运气不同，人禀有异。若今时人，受气既薄，又多亏损，虚者十八。故又宜参看后人之书，以为师古者之权衡盖起仲景，于今日亦又不同矣。

---

① 室女：指未出嫁的女子。
② 红铅：旧时术士称妇女的月经或其炼取物，明代曾被认为是长生不老之药。

［附］遗毒

伤寒汗出不彻，邪热结耳后一寸二三分，或耳下俱肿，名曰发颐，此为遗热成毒所致也。宜速消散，缓则成脓，为害大也。

此宜内服消毒托里之药及蜡矾丸，外用玄武等膏敷贴，须延外科明练者诊治。

温病详辨

《内经》曰：冬伤于寒，春必病温。此言太阳膀胱受邪，寒水之气以类而召，病藏于腑也。又曰：冬不藏精，春必病温。此言少阴肾精虚耗，寒邪深入，客于脏也。一腑一脏，均伤于寒，冬气闭固，至春暄暖之候，乃随阳气同时而发，故名曰温。此其大源也。然有温病未已，遇温气重感之，相杂而为温病者，有不因冬寒，只于春时感春温之气而为温病者，有伤寒坏病更感温热而为温病者，有过经不解，其证尚在，而为温病者。有汗后灼热为风温者，有及暑令湿热相搏而为湿温者，有四序非时之气为春温、夏温、秋温、冬温所感各不同者，有至大暑，汗出始发而成温疟者，有热盛成温毒者，有时气、尸气传染成温疫者。源同流别，极为混淆，兹析类而分标之，则病因治法，按条而辨，庶①临证不惑于歧途，而古方可通以心法也。

---

① 庶：但愿。

春发冬月伏寒之温病

论曰：太阳病，发热而渴，不恶寒者，为温病。

《活人书》云：夏至以前，发热恶寒，头疼，身体疼，其脉浮紧者，温病也。治主升麻汤、解肌汤、柴胡桂枝汤。热多者，小柴胡汤；不渴，外有微热者，小柴胡加桂枝；嗽者，小柴胡加五味子；或发渴、发热，不恶寒者，并竹叶石膏汤。

此冬月伤寒，至春而发，故见症皆太阳病。但以恶寒不恶寒，渴不渴，辨其在本经与传入阳明，则治有次第耳。升麻、解肌、柴胡等汤，皆治恶寒不渴之温病，竹叶石膏治不恶寒而渴之温病，即仲景治正伤寒太阳证与传入阳明证之本法也。其重感温气相杂为病者，前人未别立主方，大抵宜辛凉之剂，而解肌清热，亦不外《活人》所主诸方以为次第耳。若只感春时温气者，法详后"非时之气春温"条①下，兹不赘列。

伤寒坏病更感温热之温病

伤寒坏病，阳脉洪数，阴脉实大，更遇温热，发为温病。

吴氏曰：此温病之较重者。若无汗者，以麻黄石膏汤汗之；若自汗者，宜人参白虎汤主之；烦热错语，不得眠者，白虎合黄连解毒汤主之；表热又盛者，更加柴胡主

---

① 非时之气春温条：即下文"非时之气亦为温病"之"春温"条。

之；若内实大便不通，宜三黄泻心汤下之，或大柴胡加芒硝下之；若热盛而斑出，即温毒，详见于后。

过经不解其证尚在之温病

伤寒汗下不愈而过经，其证尚在而不除者，亦温病也。论曰：温病之脉，行在诸经，不知何经之动，随其经之所在而取之。如太阳证，汗下后，过经不解，诊得尺寸俱浮者，太阳温病也；如身热，目痛，汗下后，过经不解，诊得尺寸俱长者，阳明温病也；如胸胁痛，汗下后，过经不解，诊得尺寸俱弦者，少阳温病也；如腹满嗌干，诊得尺寸俱沉细，过经不愈者，太阴温病也；如口燥舌干而渴，诊得尺寸俱沉，过经不愈者，少阴温病也；如烦满囊缩，诊得尺寸俱微缓，过经不愈者，厥阴温病也。是故随其经而取之，即可随其证而治之矣。

汗后灼热为风温病

温病发汗已，身灼热者，是曰风温。其病自汗出，身重，多眠睡，鼻息必鼾，语言难出。

《活人》云：治在少阴厥阴，不可发汗，汗即谵语、独语，烦躁不得卧。若惊痫，目乱无精，如此死者，医杀之也。

又若被下者，小便不利，直视失溲。被火者，微则发黄，剧则瘈疭①，皆再逆促命期也。

---

① 瘈疭（chìzòng 斥纵）：惊风，痫病。亦泛指手足痉挛。

治宜葳蕤汤。灼热者，宜知母干葛汤；渴甚，栝蒌根汤；脉沉身重，汗出者，汉防己汤。此冬不藏精，肾中所客之邪至是全显。但因温风而出，有自汗之症，故提一风字，以别于太阳在腑之温也。

湿热相搏为湿温病^{此多发于暑热时}

病胫冷，腹满，头痛，渴而无热者，为湿温。

《活人》云：湿温者，两胫逆冷，胸腹满，多汗，头痛，妄言。其人常伤于湿，因而中暑，湿热相搏，则发湿温。其脉阳濡而弱，阴小而急，不可发汗，汗出必不能言，耳聋，不知痛处，身青而色变，名曰重暍，医杀之耳。白虎加苍术汤主之。汗多者，宜白虎汤加桂枝。

吴氏曰：《活人书》于湿温病，双胫逆冷者，原主术附汤加人参、香薷、扁豆。若脉大有力，自汗烦渴者，人参白虎加白术主之；轻者或十味香薷饮、清暑益气汤增损主之。但在除湿益元气清暑而已。此术附汤见于不可表门，吴氏补出，正宜参考。

非时之气亦为温病

凡四时之令不正，暴厉流行，人感之，其病传染，长幼相似，治法与正伤寒不同。初起发散，宜藿香正气散、芎芷香苏散、人参败毒散、十神汤等方。要在辟散邪气，扶正气为主。

春温　《活人》曰：春应温而清气折之，责邪在肝，或身热，头疼，目眩，呕吐，长幼相似，升麻葛根汤、解肌汤。

夏温　《活人》曰：夏应暑而寒气折之，责邪在心，或身热，头疼，腹满，自利，长幼相似，理中汤、射干汤、半夏桂甘汤。

秋温　《活人》曰：秋应凉而大热抑之，责邪在肺，湿热相搏，民多病痹咳嗽喘，金沸草散、白虎加苍术汤；病痹发黄，茵陈五苓散。

冬温　《活人》曰：冬应寒而反大温折之，责邪在肾，宜葳蕤汤。

又时行厉气，阴阳未辨，宜神效沃雪汤。

温疟

先热后寒者，名曰温疟。《内经》谓冬中风寒，藏于骨髓，遇大暑，腠理汗泄，邪气与汗俱出，是为温疟。寒热往来，口苦，胸胁满者，小柴胡汤加芍药少加桂枝主之。若热多者，倍用柴胡。寒多者，倍桂枝。热甚而烦渴，人参白虎汤少加薄桂主之。单热无寒者，不用桂也；热甚而少有寒者，小柴胡合白虎汤主之。痰多而热者，小柴胡合二陈汤主之。若食少胃弱，加白术；心下痞，加枳实、黄连；脉虚者，必倍人参；口渴者，去半夏加花粉主之。若邪热蕴结于里，大便秘实，脉滑大有力者，以大柴胡下之。若变正疟，作止有时，当于杂病门中求之。

温　毒

阳脉洪数，阴脉实大者，病久不解，邪炽盛结为温毒。

《活人》云：初春发斑，咳嗽亦为温毒。吴氏曰：温毒发斑，即时气发斑也。

此即前坏病，更感温热之重病，至于发斑，故归之。以毒最为险恶，宜人参化斑汤、玄参升麻汤并黑膏、大青四物汤主之。方论详见发斑。

喻氏云：温毒亦有阴阳之辨，太阳温证，病久不解，结为阳毒；少阴温证，病久不解，结成阴毒。又须识此。

温　疫

凡天疫流行，众人病一般者，疫也。即前非时之气，其病长幼相似者。《活人》方论详明可考矣，而诸家更分温寒二疫。温者责之热，务在辟毒，故立方不同，宜加参用。

丹溪云：天行病，有宜补、宜散、宜降，主加味三黄丸，分气血痰作汤使送之，粉草酒，柴胡石膏汤。

［附］寒疫

疫乃暴寒为病也，其症与正伤寒同。吴氏云：初作头痛，憎寒拘急，或呕吐恶心，中脘痞膈，或停食腹痛，未发热者，宜藿香正气散增损主之。若已发热者，宜十味芎苏散汗之。若身痛骨节痛而发热者，宜人参羌活散加葱白、葛根、生姜以汗之。若自汗，不宜再汗，宜九味羌活汤主之。若热不解，变生他证，宜从正伤寒条内审证而治。

《活人》治寒疫，主老君神明散、败毒散、圣散子等药。不拘日数浅深，随证施之。此当参酌合宜乃用。

新补嘉言喻氏曰：四时不正之气，感之者因而致病，初不名疫也。因病致死，病气尸气混合，不正之气斯成疫矣。大率①疫病盛行，春夏之交为甚。世俗所谓大头瘟者，头面腮颐肿如瓜瓢者是也。所称虾蟆瘟者，喉痹失音，头筋胀大者是也。所称瓜瓢瘟者，胸高胁起，沤②汁如血者是也。所称疙瘩瘟者，遍身红肿，发块如瘤者是也。所称绞肠瘟者，腹鸣干呕，水泄不通者是也。所称软脚瘟者，便清泄白，足重难移是也。

温疫之邪，直行中道，流布三焦。邪在中道，故表之不散；邪在三焦，故下之复合。其治法，未病前，预饮芳香正气药，则邪不能入，此为上也。邪既入，急以逐秽为第一义。上焦如雾，升而逐之，兼以解毒；中焦如沤，疏而逐之，兼以解毒；下焦如渎，决而逐之，兼以解毒。营卫既通，乘势追拔，勿使潜滋耳。

---

① 大率（shuài 帅）：大抵，大致。
② 沤：疑为"呕"字。

痉湿暍病别篇 坊本①痉作痓，此传写相沿之讹，仍当从痉为正。

痉湿暍三病，《伤寒论》中取此合之以名篇者，谓其皆感六气之邪，动于相火。湿土司令之际，风热与湿诸气参合，其症与伤寒经病多同，故三病皆冠之以太阳，而病因治法则迥乎有辨，此所以篇虽合而三门仍各分列，是合而分类而辨者，可统之于伤寒，析之为杂病，正不可不详求也。

痉　证

太阳中风，重感寒湿，乃变为痉也。病者身热足寒，颈项强急，恶寒，时头热，面赤目赤，独头摇，卒口噤，背反张者，痉病也。

此风寒客于足太阳，故筋脉拘急，头项强，背反张也。寒湿伤于下，故身热足寒。风伤于上，故时头热面赤目赤。风伤诸阳之会，故独头摇。寒兼风湿，故卒口噤，有时而缓也。

刚柔二痉

太阳病，发热无汗，反恶寒者，名曰刚痉。

此寒湿两阴相合也。虽感寒必发热，终为湿气挟持经络筋节之间郁遏，一身之阳不能宣越，故身热而反恶寒也。湿在筋节，阻抑正气，不能运动，故在项背反张诸症中显寒为湿所持，致汗闭不出，强直坚劲，此刚痉所由

---

① 坊本：旧时民间书坊刻印的书籍。

名也。

太阳病，发热汗出，而不恶寒者，名曰柔痉。

此太阳中风，重感于湿也。表虚夹湿，故汗自出，发热而不恶寒，其湿在筋节间，则成大筋软短、小筋弛长之痉，不似寒持者坚劲，故曰柔痉也。

汗下致痉

太阳病，汗太多，因致痉。

《伤寒论》云：发汗太多，则亡阳。阳微不能养筋，脉则紧急而成痉。此亡阳之痉也。又《伤寒论》云：头痛，翕翕发热，形像中风，常微汗出，自呕者，不可发汗，汗出则成痉，身强难以屈伸。此邪欲行里，汗虚其表，令热归经络，则热甚风生，致身强直之痉也。

疮家，虽身疼痛，不可发汗，汗出则痉。

此表虚聚热则生疮。疮家身痛，有如伤寒，不可汗，汗则表愈虚，热愈甚，虚热生风，故成痉病。

风病下之则痉，复发汗必拘急。

此风病而成热者。其邪气应在筋脉，下则伤阴，使血不荣筋，复发汗损阳，耗其津液，使脉失养而成拘急。"身热足寒，独头摇，卒口噤，背反张"症下，《金匮经》有二十五字云：若发其汗者，寒湿相搏，其表益虚，即恶寒甚，其脉如蛇。

此谓痉病，误发汗，阳气徒虚，邪不复出，反动其湿，而湿又不去，致益虚卫气，较未汗前之恶寒尤甚也。

其脉则因误汗，逼令真阳脱入湿中，为湿所缠滞，不能轻矫飞越如龙，故其脉虽急疾，亦但如蛇行之速，此形容至妙之语也。

痉 脉

痉脉，按之紧如弦，直上下行。又《脉经》云：痉家其脉伏坚直上下。

直上下行者，督脉也。《脉经》云：此脉见则大人癫，小儿痫。痫者皆背反张，由督脉与太阳合行于脊里，相引而急，故显出督脉之象。今痉强与癫痫之反张无异，是亦干于督脉而见上下行之象矣。其脉伏而坚者，《内经》谓：脉沉而坚，病在中。此伏坚即沉坚在中之脉，明其病在内也。

暴腹胀大，为欲解，脉如故，反伏弦者，痉。

此传经之证，以脉定其病之解不解也。病传厥阴，其经已尽，若欲解者，必传脾土，克其所胜，腹当暴胀，此即推本《内经》"厥阴在泉，民病腹胀"之义也。夫传经尽，不再传太阳而但传太阴，知其欲解矣。但解则脉宜微浮，为邪从外出，若脉反沉弦，风犹内郁，必自病其筋脉而拘急成痉，与过经不解者同也。

痉难治证

太阳病，发热，脉沉而细者，名曰痉，为难治。

《脉经》云：脉沉细，名曰阳中之阴，少气，阴气不通，为痉病。与此条正合，盖以沉细之脉，见于太阳发热之表病，是阳病见阴脉，故为难治。

痉病有灸疮，难治。

痉病本以风热燥急，筋失所养，复灸以火，助火深入愈固而不散，故曰难治。

《金匮》治痉三方

太阳病，其证备，身体强，几几然，脉反沉迟，此为痉，栝蒌根桂枝汤主之。

太阳证备具，与伤寒项背几几，同一表病，而用方则桂枝加葛根汤少变者，彼以汗出恶风，责在风寒，此以脉沉迟，知其表邪为内湿所持，即系湿热交合。故去葛根，改栝蒌根，味苦入阴，以生津撤热，合桂枝，和荣卫，养筋脉。此治痉之和法，所以少变也。

太阳病，无汗而小便反少，气上冲胸，口噤不得语，欲作刚痉，葛根汤主之。

太阳论中项背几几，无汗，恶风者，用葛根汤。此证亦用之者，以其邪在太阳、阳明之界，两经之热，并于胸中，故上令不行，津液不布，致小便少而无汗也。阳明之筋脉，内结胃口，外行胸中，过人迎，环唇口，热并阳明，斯筋脉牵引，口噤不得语也。故用此汤，合解两经之邪，使刚痉无汗，得汗而解，其所郁之湿，亦以汗出如故而止，是又表药之妙于用同者矣。

痉为病，胸满口噤，卧不着席，脚挛急，必齘①齿，与大承气汤。

此入里之热证，极为深重者。盖上下三焦，热邪充斥，阴血立见消亡，危殆极矣，故急用大下之方，救其残阴，庶有得生者。不然，则《灵枢》所谓热而痉者死，腰折、瘛疭、齿齘也。惟是可与二字，语有斟酌，在临证之审用耳。

【附】嘉言喻氏论曰：仲景论痉病所举者，太阳一经耳。每思外感六经之邪，由太阳而传六经，乃自然之行度，邪不尽，传即不已，故三阳三阴，皆足致痉。仲景之书，虽未明言，其隐而不发之旨，未尝不跃然心目也。如太阳之传阳明项背几几、少阳之颈项强，是知三阳皆有痉矣。而三阴岂曰无之？海藏谓三阳、太阴皆病痉，独不及少阴、厥阴。谓传入少阴、厥阴，必成死证耳，而足少阴之证不死者，亦多矣。《灵枢》云：足少阴之经筋，循脊内，侠膂②，上至顶，与足太阳筋合，其病在此为主痫瘛及痉，在外阳病者不能俯，在内阴病者不能仰。是则足少阴之藏与足太阳之腑，两相联络，而以不能俯者，知为太阳主外，不能仰者，知为少阴主内，其辨精矣。《素问》亦谓：太阳者，一日而主外，则二日阳明，三日少阳之主外，从可识矣。少阴主内，则太阴厥阴之主内，从可识

---

① 齘（xiè 谢）：牙齿相磨切。
② 膂（lǔ 旅）：脊梁骨。

矣。仲景之以头强脊强不能俯者，指为太阳之痉，原以该①三阳，而其以身蜷足蜷不能仰者，指为少阴之痉以该三阴，实引而不发，跃然心目者也。仲景于太阳证，独见背恶寒者，无俟其身蜷，早已从阴急温而预救其不能仰；于少阴证而见口燥咽干及下利纯青水者，无俟头背牵强，早已从阳急下而预救其不能俯，此皆神而明之之事也。又曰：凡痉病之坏，不出亡阴亡阳两途。亡阴者，精血津液素亏，不能荣养其筋，此宜急救其阴也；亡阳者，阳气素弱，不能充养柔和其筋脉，此宜急救其阳也。

【附】海藏云：背反张，属太阳；低头视下，手足牵引，肘膝相构，属阳明；一目或左或右斜视，一手一足搐搦②，属少阳；发热，脉沉细，腹痛，属太阴。治太阳、阳明发汗过多致痉者，防风当归汤。治少阳汗后不解，寒热往来而成痉者，柴胡加防风汤。治阴痉，附子散、桂心白术汤、附子防风散、八物白术散。诸方载方部，宜参考。

湿

湿病发于湿令正行之时，感之者外证与伤寒无异。《内经》曰：湿气中人，下先受之。故亦从足太阳而入。其所显诸症，毋论湿流关节，及风寒两气与湿相搏，皆不离身体疼痛，统属湿痹。痹者，有痛与闭之二义。大抵多

---

① 该：包容，包括。
② 搐搦（chùnuò 处诺）：痉挛。肌肉不自觉地抽动的症状。

由正气虚，邪滞经节，郁遏身中之阳有然耳。考治法，诸方以通表利湿为主，而所用之药，多温经助阳，使正气宣通，驱湿自流，所以缓发湿家之汗而甚严误下之戒者，其意可思也。若夫下受之湿袭入三阳，变为热湿，此《内经》湿上甚为热之义，见于搐鼻一法。近惟嘉言能阐明之，甚有补于缺略矣。

太阳病，关节疼痛而烦，脉沉而细者，此名湿痹。湿痹之候，小便不利，大便反快，但当利其小便。

此湿流关节，气阻不运，故疼痛而烦。脉显阴湿之象，湿胜于内则濡泄，治以利小便为要。盖小便者，通阳气行水道，今阳为湿郁，致小便不利，利之则阳气行，而关节之气亦当宣泄矣。《衍义》云：设小便利已而关节之痹不去，必又自表治之。此先后之法也。

湿家之为病，一身尽痛，发热，身色如熏黄也。

此一身尽痛，湿郁阳明也。阳明与太阴为表里，因湿干脾土，脾病则色见。熏黄显湿热与瘀热不类也，栀子柏皮汤主之。

风湿相搏，一身尽疼痛，法当汗出而解，值天阴雨不止，医云此可发汗，汗之病不愈者，何也？盖发其汗，汗大出者，但风气去，湿气在，是故不愈也。若治风湿者，发其汗，但微微似欲汗出者，风湿俱去也。

此身痛由风湿相搏，不应专解风邪，且值阴雨湿胜之时，尤当善去其湿，故以缓法令微微汗出，使湿邪随风而去，则两邪俱撤矣。

湿家病身疼发热，面黄而喘，头痛鼻塞而烦，其脉大，自能饮食，腹中和无病，病在头中寒湿，故鼻塞，内药鼻中则愈。

此邪在上焦，里无别病，湿邪得之浅者也。三阳经皆上于头面，今但发热，面黄而喘，头痛，鼻塞而烦，故知邪干阳分，正湿上甚，为热之见症也。鼻窍为脑之门户，故即从鼻中行其宣利之法，妙不容言。

主治四证方

伤寒八九日，风湿相搏，身体烦疼，不能自转侧，不呕、不渴，脉浮虚而涩者，桂枝附子汤主之。若大便坚，小便自利者，去桂加白术汤主之。

此日久身疼不能转侧，责之风湿相搏也。其身疼不能转侧者湿为之，而烦则风也。风湿在经，里无邪，故不渴不呕。其脉之浮虚者则显风，而涩者则显寒湿也。用桂枝所以散表中之风，而加附子者，则以其不发热，知阳气素虚，用之助阳逐湿，斯两得之矣。若大便坚、小便自利，与伤于湿必小便不利、大便反快者乃相反。此可以知气化无伤，但胃腑津液损耗，由湿反化燥耳。故用白术、甘草和中去湿，以滋津液，权衡之适其宜也。

本方有服法详方下。

风湿相搏，骨节疼烦，掣痛不得屈伸，近之则痛剧，汗出短气，小便不利，恶风不欲去衣，或身微肿者，甘草附子汤主之。

　　此风行关节，湿流筋骨，较前条为更重也。故不得屈伸，近之则痛剧，风与湿之邪盛而正虚可以征矣。惟正气虚斯卫不固，则恶风不欲去衣被，惟正虚斯不化气，则小便不利，身微肿，故仍用附子、桂枝温经散湿。而此方减附子一分，倍用甘草、白术者，则以湿半入里，用缓法使正气渐充，邪自不能容，而斟酌于前二方之中，妙为去取耳。

　　风湿，脉浮，身重，汗出，恶风者，防己黄芪汤主之。

　　此卫虚风湿在表，着而身重，故不作疼痛，汗出，恶风。惟实其卫，使正气壮，则邪自退，此不治之治也。方中加味及用被绕腰以下，临证如法不可不依而行之。

　　按：此主治四方，皆以扶阳温经，固卫逐湿，视轻重为增损也。是谓湿病诸证，多由正气虚，而药用补而逐之者，可晓然共睹矣。

可与二证方

　　湿家身烦疼，可与麻黄加术汤发其汗，不可以火攻之。

　　此风寒之邪，合湿气而成烦疼也。用麻黄治寒，白术去湿，兼以麻黄通白术之塞，白术重，麻黄之轻，相资为功也。若用火攻，则增热湿，变生他病，可不慎欤。

　　病者一身尽痛，发热，日晡所剧者，名风湿。此病伤于汗出当风，或久伤取冷所致也。可与麻黄杏仁薏苡甘草汤。

此辨在日晡所剧也。太阴与阳明为表里，外合肌肉，故身尽痛为肌表之邪。而阳明在一日之间，属日西，此邪盛于阳明，故剧于日晡也。而其病由汗出当风，或久伤取冷，是风与寒湿之气合留表中，故用麻黄杏薏，使湿中之风寒得以发散也。按：两方皆云可与，致酌夺①之词者，以湿门原忌大汗，此两条皆用麻黄发表之重药，有不得不然耳。然而前条用白术去湿，即以监制麻黄，此条用麻黄从杏薏甘草，入湿中引去风寒之邪，麻黄不任峻也，故定之曰：可与。是制方时已不为鲁莽矣。

下　逆

湿家，其人但头汗出，背强，欲得被覆向火，若下之早则哕。胸满，小便不利，舌上如胎者，以丹田有热，胸中有寒，渴欲饮水而不能饮，则口燥烦也。

此寒湿相搏，病纯在表，虽有汗不能周身，但头汗出耳。太阳客寒湿，故背强；寒湿在表，故欲得被覆向火。此宜以法通表。若剧下之早，则上焦之阳乘下后里虚陷入下焦，致丹田有热，表邪乃乘虚客于胸中，则为胸中有寒，故哕满，小便不利，舌上如胎，渴欲饮水，以胸中寒不能饮，则口燥烦。救此逆者，当于丹田有热，胸中有寒

---

① 酌夺：斟酌决定。

论内求之。

湿家下之，额上汗出微喘，小便利者，死。下利不止者亦死。

此因妄下，致成此逆，额上汗出微喘者，真阳之越也。小便利与下利不止者，阴气自脱也。阴阳离决，岂有生理耶？

暍

暍者，暑热也。感之而病者，发热恶寒身痛，亦从太阳见症，当在火令之时。虽曰暑病，其实由风凉夜露，郁热在表，症相似，独伤暑脉虚为异耳。杂病中暑、暑风等证，各有专门。此揭在《伤寒论》与《金匮》中者，止出三证二方，大约以热湿之气，蒸而为暑，最伤人元气，故元气虚薄与劳苦触冒者，尤易中之，故二方专治热湿，一滋热保元，一疏邪行湿，并从百脉之长立此准绳，善推之，于治暑暍思过半矣。

太阳中热者，暍是也。其人汗出恶寒，身热而渴，白虎加人参汤主之。

此以渴明中暍别于中风之汗出、恶寒身热，盖从火令时言也。令火之气，最烁肺金，肺伤则卫气虚，表不足，外邪乘之，则汗出身热恶寒，火灼肺则津液损，故显渴。白虎汤加人参，甘寒益肺清热，还其清肃之权，因以解肌，则病自已。此治法所以亦异于中风也。

太阳中热者，身热疼重而脉微弱，此亦夏月伤冷水，水行皮中所致也。一物瓜蒂汤主之。

脉虚身热，得之伤暑，此脉见微弱者，水湿居表，湿与暍合，其脉举按皆不利也。身热疼且重者，因灌洗而水渍皮中，遏郁阳气不行，其湿胜也。瓜蒂主胸腹邪气，肺处胸中，外与皮合，用瓜蒂一味，搐去胸中之水，则肺气宣通，里湿去而皮水亦去矣。一物之功，其神如此。

太阳中暍，发热恶寒，身重而疼痛，其脉弦细芤迟，小便已洒洒然毛耸，手足逆冷，身即热，口开，前板齿燥。若发其汗，则恶寒甚；加温针，则发热甚；数下之，则淋甚。

此表里中暍，而阴阳俱虚也，故所显症脉如是。若汗下温针者，皆不合法，只益其病，宜思所以措手者焉。

赵氏《衍义》曰：此证惟宜甘药补正以解其热尔。即《灵枢》所谓：阴阳俱不足，补阳则阴竭，补阴则阳脱，可将以甘药，不可饮以刚剂。此论近之矣。

伤寒源流药方

仲景治伤寒，为万世不易之法，故其方亦万世不可易之方。后代人虽少有变通，要必师其意而推广之，不外原方以为处剂之准绳也。今检叔和撰次原传一百一十二方，合后代诸名哲搜辑参补者，不下二百四十有奇，皆注方名在诸证主治之下。兹特专置一编，叙列某方某药，以便学者稽览。但原方传自汉时，动以斤计，或称升合，非今时所能遵用。经前辈考辨，尺寸龠①合，非不殚心②矣，而轻重卒无定议。惟吴绥曰：凡称铢者，二十四铢为一两，四分之则是六铢，计重二钱五分也。一升者，即今之一大白盏也。世有古今，时有春冬，地有南北，药有良犷，人有强弱，不可执一。且如大陷胸汤，大黄用六两者，今用六钱足矣，若人壮病大者宜之，人弱病小者，又当减半，或止一二钱。至芒硝、甘遂等峻药，尤宜致慎于钱与分之间云云。此语适中，最有斟酌。故今诸古方，止载数目，不书铢两，盖欲慧者览之，酌古准今，得以意会而不使粗工浅学，一视书本所开，妄施贻害也。

---

① 龠（yuè 月）：古代容量单位，等于半合。
② 殚（dàn 但）心：竭尽心力。

源部证治方次

桂枝汤方

桂枝三　芍药三　甘草二　生姜三　大枣十二

上药古法，用水七，微火煮取三，去滓，适寒温服，一服已须臾，啜热稀粥一器，以助药力。温覆令一时许，遍身漐漐微似有汗者为佳，不可令如水流漓，病必不除。若一服汗出病瘥，停后服，不必尽剂。若不汗，更服依前法。又不汗，后服小促役①其间。半日许，令三服尽。若病重者，一日一夜，周时观之。服一剂尽，病证犹在者，更作服。若汗犹不出者，乃服至二三剂。禁生冷、黏滑、肉面、五辛、酒酪、臭恶等物。

麻黄汤方

麻黄去节，三　桂枝二　甘草炙，一　杏仁去皮尖，七

上用水九，煮麻黄减二，去上沫，纳诸药，煎取二〇②半，去滓，温服八，覆取微似汗。不须啜粥，余如桂枝汤法。

凡用麻黄，去节，先滚醋汤略浸片时，捞起备用，庶免大发。惟冬月当生用。麻黄汤炎暑时禁用。

一用麻黄后，汗出不止者，将病人发披水盆中，足露

---

① 役：赵刻本《伤寒论》无"役"字。
② 〇：此符号示隐去剂量之意，下同。

出外，用炒糯米一升，龙骨、牡蛎、藁本、防风各一两，研为细末，周身扑之，随后用药，免至亡阳不起。此良法也。

大青龙汤方

麻黄去节，六　桂枝二　甘草炙，二　杏仁去皮尖，四　生姜三　大枣十二　石膏大块

上煮麻黄法同上。温服取微似汗。汗多者，温粉扑之。一服汗者，停后服。若复服，汗多亡阳，变生恶风、烦躁、不得卧也。

桂枝加葛根汤方

葛根四　芍药二　甘草二　桂枝二　生姜三　大枣十二

上以水一，煮取三，去滓，温服一。

葛根汤方

葛根四　麻黄去节，三　桂枝二　芍药二　甘草二　生姜三　大枣十二

上以水十，先煎麻黄、葛根减二，去沫，纳诸药，煮取三，去渣，温服一，覆取微似汗。不须啜粥，余如桂枝法将息禁忌。

四逆汤方

甘草二　干姜一　附子去皮、生用，一

上以水三，煮取一○二，去滓，分温再服。

麻黄杏仁甘草石膏汤方

麻黄去节，四　杏仁去皮尖，五　甘草炙，二　石膏煅，八

上以水七，煮麻黄减二，去沫，纳诸药，煮取二，去滓，温服一。

芍药甘草附子汤方

芍药三　甘草炙，三　附子炮，去皮，一

上以水五，煮取一〇五，去滓，分温服。

茯苓甘草汤方

茯苓二　桂枝二　生姜三　甘草炙，一

上以水四，煮取二，去滓，分温三服。

桂枝加芍药生姜人参新加汤方

桂枝三　芍药三　甘草炙，二　生姜四　人参三　大枣十二

上以水十，一煮①取五，去滓，温服。依桂枝汤服法。

五苓散方②

猪苓去皮，七〇五　泽泻五〇六　茯苓七〇五　桂枝去粗皮，半一　白术七〇五

---

①　一煮：煮头煎。
②　五苓散方：赵刻本《伤寒论》中该方组成药物的剂量以铢计，与本书不同。

上为末，以白饮①和服方寸匕，日三服，多饮暖水，汗出愈。

小柴胡汤方

柴胡八　半夏制，二　人参三　甘草三　黄芩三　生姜三　大枣十二

上以水十二，煮取六，去滓，再煎，取三。温服一，日三服。

麻黄汤方见前。

桃仁承气汤方

桃仁去皮尖，五　桂枝二　芒硝二　甘草炙，二　大黄四

上以水七，煮取二〇半，去渣，纳芒硝，更上火微沸，下火，食前温服五，日三服，当微利。

抵当汤方

水蛭三　虻虫去足翅，三　桃仁去皮尖，二　大黄酒浸，三

上以水五，煮取三，去滓，温服一，不下再服。

抵当丸方

水蛭　虻虫　桃仁　大黄

上即抵当汤，四味分两与上同，将药捣末，分为四丸。以水一煮一丸，取七服之，晬时当下血。若不下者更服。

---

① 白饮：白米汤。一说为白开水。

白虎加人参汤方

石膏煅，四　知母一〇五　甘草一　人参半一　粳米一

上每服一，水煎温服。

葛根汤加半夏方

葛根四　麻黄去节，汤泡，去黄汁，焙，三　生姜三　甘草炙，二　芍药二　桂枝二　大枣十二　半夏制，二

上以水十，先煮葛根、麻黄减二，去白沫，纳诸药，煮取三，去滓，温服一，覆取微汗。

小柴胡汤方见前。

桂枝麻黄各半汤方

桂枝一〇六　芍药一　生姜一　甘草炙，一　麻黄去节，一　大枣四　杏仁去皮尖，二〇四

上以水五，先煮麻黄一二沸，去上沫，纳诸药，煮取一〇八，去滓，温服六。

桂枝二越婢一汤方

桂枝七〇半　芍药七〇半　甘草七〇半　生姜一〇二　大枣四　麻黄去节，七〇半　石膏一

上以水五，煮麻黄一二沸，去上沫，纳诸药，煮取二，去滓，温服一。

桂枝加附子汤方

桂枝四　附子炮，去皮脐，三　生姜三　甘草炙，二　大枣十二　芍药三

上以水六，煮取二，去滓，分温三服。

真武汤方

茯苓三　芍药二　生姜三　白术二　附子炮制，一

上以水八，煮取三，去滓，温服七，日三服。

本方加减法：若咳者，加五味子二，细辛、干姜各一；若小便利者，去茯苓；若下利，去芍药，加干姜二；若呕者，去附子，加生姜，足前成八。

芍药甘草附子汤方见前。

甘草干姜汤方

甘草炙，四　干姜炮，二

上以水三，煮取一五，去滓，分温再服。

芍药甘草汤方

白芍药四　甘草四

上以水三，煮取一五，去滓，分温再服。

调胃承气汤方

大黄酒浸，四　甘草炙，二　芒硝一

上三味，以水三，煮取一，去滓，纳芒硝，更上火微煮令沸，少少温服之。

又四逆汤方见前。

阳旦汤方即桂枝汤加黄芩二。

桂枝甘草汤方

桂枝四　甘草炙，二

上以水三煮取一，去滓，顿服。

茯苓桂枝甘草大枣汤方

茯苓八　甘草炙，二　大枣十五　桂枝四

上以甘澜水十，先煮茯苓减二，纳诸药，煮取三，去滓，温服一。日三服。

作甘澜水法：取长流水，置大盆内，以勺扬之，不计数，待水上有珠子五六千颗相逐，乃取用之。

桂枝去芍药加蜀漆牡蛎龙骨救逆汤方

桂枝三　生姜三　蜀漆洗去腥，三　牡蛎煅，五　龙骨煅，四　甘草炙，二　大枣十二

上以水十二，先煮蜀漆减二，纳诸药，煮取三，去渣，温服一。

防己黄芪汤方

防己一　甘草半一①　白术七〇五　黄芪十一②

上用生姜四大片，大枣一枚，水一盏半，煎至八分，温服。良久再服。

本方加味法：喘者，加麻黄半一；胃中不和者，加芍药三；气上冲者，加桂枝三；下有沉寒者，加细辛三。

栀子柏皮汤方

栀子十五　甘草炙，一　黄柏二

---

① 半一：即一之一半。赵刻本《金匮要略》为"半两"。
② 十一：即一〇一。赵刻本《金匮要略》为"一两一分"。

上以水四，煮取一〇五，去滓，分温再服。

厚朴生姜甘草半夏人参汤方

厚朴去皮，姜炙，八　生姜八　人参一　半夏制，二　甘草二

上以水十，煮取三，去渣温服一，日三服。

四逆汤方见前

当归人参防风散方

当归一　防风一　人参半一

上捣筛为末，白汤和服。

小青龙汤方

麻黄三，去节　芍药三　五味子二　干姜三　甘草三细辛三　桂枝三　半夏炮，二

上以水一，先煮麻黄减二，去上沫，纳诸药，煮取三，去滓，温服一。

十枣汤方

芫花炒黑　甘遂　大戟各等分

上为细末，和合之，再入臼中，杵二三百下。先以水一大白盏，煮肥枣十枚，取汤一半，去渣，纳药末，强人一钱，虚人五分，单饮枣汤送下，平旦服。若下少，病不除者，明日更服加五分，利后米粥调养。

此汤最峻利，不可轻用，务人强证实方用。

五苓散方_{见前}

瓜蒂散方

瓜蒂焙黄　赤小豆各等分

上二味，各别捣筛为末，合之再研匀，取一钱匕，以香豉一合，用热汤七合，煮作稀糜，去滓，取汁和药末，温顿服之。不吐者，少少加服，得快吐乃止。诸亡血虚家，切忌不可轻用。

栀子豉汤方

栀子十四　香豉四，绵裹

上以水四，先煮栀子得二○半，纳豉，取一○半，去滓，分为二服，温进一服，得吐者，止后服。

葛根汤方_{见前}

葛根加半夏汤方_{见前}

麻黄汤方_{见前}

黄芩汤方

黄芩三　芍药二　甘草二　大枣十二

上以水十煮取三，去滓，温服一。日再服，夜一服。呕者加半夏生姜汤。

黄芩半夏生姜汤方

黄芩三　芍药二　甘草二　大枣十二　生姜三　半夏制，二上以水十二，煮取三〇半，去滓，温服。日夜如上法。

白虎汤方

石膏煅，十六　知母六　甘草二　粳米六

上以水十，煮米熟汤成，去滓，温服一，日三服。

又小柴胡汤方　白虎汤方俱见前。

大柴胡汤方

柴胡八　黄芩三　芍药三　半夏制，二　生姜五　枳实二　大枣十二　大黄二

上以水十二，煮取六，去滓，再煎，温服。日三服。

又葛根汤方见前

大承气汤方

大黄酒浸，晒干，四　厚朴姜炙，去皮，八　枳实麸炒，五　芒硝一

上以水十，先煮枳朴取五，去滓，纳大黄，煮取二，去滓，纳芒硝，更上火微令一二沸，分温再服。得下余勿服。

生姜泻心汤方

生姜四　甘草炙，三　人参三　干姜一　黄芩三　半夏制，二　黄连一　大枣十二

上以水十煮取六，去滓，再煎取三，温服一。日三服。

小陷胸汤方

黄连一　半夏制，二　栝蒌实一

上以水六，先煮栝蒌实取三，去滓，纳诸药，取二，去滓，分温三服。

小建中汤方

桂枝三　甘草三　大枣十二　芍药六　生姜三　胶饴三

上五味，以水七，煮取三，去滓，纳胶饴，更上微火烊化。温服，日三服。呕家不可用建中汤，以甜故也。

又小柴胡汤方见前

大陷胸汤方

大黄六　芒硝三　甘遂一〇七，研末

上以水六，先煮大黄，取二，去滓，纳芒硝，煮一二沸，方纳甘遂末，温服一。得快利，止后服。

又小陷胸汤方见前

葛根黄连黄芩汤方

葛根八　甘草炙，二　黄芩二　黄连二

上以水先煮葛根，减二纳诸药，取二，去滓，温，再服。

桂枝人参汤方

桂枝四　甘草炙，四　白术三　人参三　干姜三

上以水九，先煮四味取五，纳桂更煮取三。温服一，

日再服，夜一服。

桂枝去芍药汤方

桂枝一〇五　生姜一〇五　甘草炙，一

上水煎温服。若恶寒者，前方加炮附子半一。

茵陈五苓散方 即前方五苓散用茵陈浓煎汤调服，每服二钱。

又栀子豉汤方 见前

栀子厚朴汤方

栀子十四　厚朴姜炙，四　枳实炒，四

上水三半，煮取一〇半，去滓，分二服。温进一服，得吐，止后服。

桂枝加芍药汤方

桂枝三〇半　生姜三〇半　甘草炙，二　芍药六　大枣十二

上以水七，煮取三，去滓，分温三服。

桂枝加大黄汤方

桂枝一　芍药一〇半　甘草炙，半一　大黄半一，实痛者加一

上用大枣三，生姜四，水煎温服。

栀子干姜汤方

栀子十四　干姜二

上水三半，煮取一〇半，去渣，分二服。温进一服，

得吐止后服。

栀子生姜豉汤方前栀子豉汤中加生姜二，依法煮，分温服，

得利，止后服。

又桂枝汤方见前

四逆散加桔梗方

甘草炙　枳实水浸炙干　柴胡　芍药以上各等分　加桔
梗一

上捣筛，白饮和服方寸匕，日三服。

麻黄汤方　真武汤去茯苓方本方及加减法俱见前

又小建中汤方见前

又大承气汤方见前

又桂枝汤方见前

黄芩芍药汤方即黄芩汤

又白虎加人参汤方　又猪苓汤方

又小柴胡汤方　又五苓散方俱见前

麻仁丸方

麻子仁四　芍药八　枳实炒，八　大黄酒浸，晒，十六
厚朴姜炙，三　杏仁去皮尖，三

上六味，为末，炼蜜丸，梧桐子大，饮汤服十丸。日
三服，渐加，以知为度。

又调胃承气汤方<small>见前</small>

小承气汤方

大黄四　厚朴炙，二　枳实炒，三

上以水四，煮取一二，去滓，分温二服。初服当利，不尔者，尽饮之，若利者，勿再服。

以下大承气、小承气、调胃承气三汤共十余处方<small>俱见前</small>。

又小柴胡汤　麻黄汤　栀子豉汤①<small>方俱见前</small>。

又少阳部小柴胡汤方<small>见前</small>

又桂枝加芍药汤方<small>见前</small>

麻黄附子细辛汤方

麻黄去节，二　细辛二　附子炮，去皮脐，一

上以水十，煮麻黄减二，去上沫，纳诸药，煮取三，去滓，温服一，日三服。

麻黄附子甘草汤方

麻黄二　甘草炙，二　附子炮，一

上以水七，先煮麻黄一二沸，去上沫，纳诸药，煮取三，去滓，温服一，日三服。

附子汤方

附子炮，二　茯苓三　人参二　白术四　芍药三

---

① 小柴胡汤……栀子豉汤：原书"小柴胡汤""麻黄汤""栀子豉汤"后均有"一"字，疑衍。

上以水八，煮取三，去滓，温服一，日三服。

又附子汤方_{见上}

又四逆汤方_{见前}

白通汤方

葱白四　干姜一　附子炮，一
上以水三，煮取一，去滓，分温再服。

白通加猪胆汁汤方

葱白四　干姜一　附子炮，一　人尿五　猪胆汁一
以上以水三，煮取一，去滓，纳胆汁、人尿，和合相得。

分温再服，若无胆亦可用。

通脉四逆汤方

甘草炙，二　附子一　干姜三
上以水三，煮取一〇二，去滓，分温再服，脉出者愈。

本方加减法：面色赤者加葱九；腹中痛者去葱加芍药二；呕者加生姜二；咽痛者去芍药加桔梗一；利止脉不出者，去桔梗，加人参二。

又四逆汤方_{见前}

吴茱萸汤方

吴茱萸三　人参三　生姜六　大枣十二

上以水七，煮取二，去滓，温服七，日三服。

桃花汤方

赤石脂八，一半整用，一半研末　干姜一　粳米一

上以水七，煮米令熟，去滓，温服七，纳赤石脂末方寸匕，日三服。若一服愈，余勿服。

黄连阿胶汤方

黄连四　黄芩一　芍药二　阿胶三　鸡子黄二

上以水五，先煮连芩芍取二，去滓，纳胶烊尽，小冷再纳鸡子黄搅匀，温服七，日三服。

四逆散方

甘草炙　枳实浸，炒　柴胡　芍药各等分

上捣筛为末，白饮和服方寸匕，日三服。

猪苓汤方

猪苓　茯苓　滑石　泽泻　阿胶各一

上以水四，先煮四味取二，去滓，纳阿胶烊化，温服七，日三服。

又大承气汤方　又四逆汤方　又真武汤方俱见前。

半夏散及汤方

半夏制　桂枝　甘草炙　以上各等分。

上三味，各别捣筛已，合治之，白饮和服方寸匕，日三服。若不能服者，以水一，煎七沸，纳散两方寸匕，更煎三沸，退火小冷，少少咽之。

苦酒汤方

半夏制，枣核大，十四　鸡子一枚，去黄，纳上苦酒，入鸡子壳中

上二味，纳半夏，着苦酒，以鸡子壳置刀镮中，安火上，令三沸，去滓，少少含咽之。不瘥，更作三剂。

甘草汤方

甘草二

上一味，以水三，煮取一〇半，去滓，温服七，日二服。

桔梗汤方

桔梗一　甘草二

上二味，以水三，煮取一，去渣，分温再服。

当归四逆汤方

当归三　桂枝三　芍药三　细辛三　甘草二　大枣十五
通草二

上以水八，煮取三，去滓，温服一，日三服。

当归四逆加吴萸生姜汤①方

当归三　芍药三　甘草二　通草二　桂枝三　细辛三
生姜八　吴茱萸二　大枣二十五

上以水六清酒六和煮，取五，去滓，温分五服。

---

① 当归四逆加吴萸生姜汤：正文作"当归四逆加吴茱萸生姜汤"。

乌梅丸方

乌梅二倍①　细辛六　干姜十　黄连一　当归四　人参六　附子六　川椒四　桂枝六　黄柏六

上十味，各另捣筛，合治之，以苦酒浸乌梅一宿，去核蒸之，用米饭熟捣成泥，和药得宜，纳臼中入蜜，杵二千下，丸如梧桐子大，食前服十丸，日三服。稍加至二十丸。禁生冷滑物臭食等。

又四逆汤方　又白虎汤方　又黄芩汤方

又桃花汤方　又茯苓甘草汤方　又瓜蒂散方

又吴茱萸汤方　又小柴胡汤方以上俱见前。

干姜黄芩黄连人参汤方

干姜　黄连　黄芩　人参以上各三

上以水六煮取二，去滓，分温再服。

又四逆汤方　又桂枝汤方　见前。

白头翁汤方

白头翁三　黄连三　黄柏三　秦皮三

上以水七煮取二，去滓，温服一。不愈，更服一。

小承气汤方　栀子豉汤方俱见前。

麻黄升麻汤方

麻黄去节，二〇半　升麻一〇二　当归一〇二　知母七〇

---

① 二倍：赵刻本《伤寒论》作"三百枚"。

五　黄芩七〇五　葳蕤七〇五　石膏煅　白术　干姜　芍药

天门冬去心　桂枝　茯苓　甘草　以上各六

上十四味，以水十，先煮麻黄一二沸，去上沫，纳诸药，煮取三，去滓，分温三服，如炊三斗米顷，令服尽，汗出愈。

流部分条方次

凡流部中各条下所系诸方，已载源部者，兹不赘录。

发热条

小柴胡去半夏加人参栝蒌汤方

柴胡八　黄芩三　甘草炙，二　栝蒌根四　人参三　生姜三　大枣十二

上以水十二，煎取六，去渣温服，再煎取三，温服一，日三服。

白术汤方

白术三　防风二　甘草炙，一

上以水一，姜三片，煎至七，温服一，日止用一二服，待二三日，渐渐汗少为解。

防己汤方

防己四　甘草炙，一　黄芪蜜炙，一　人参一　生姜二白术三

上水一盏半，煮取一中盏，去滓，温服。

桂枝去桂加茯苓白术汤方

芍药三　甘草二　生姜三　大枣十二　茯苓三　白术三

上以水七，微火煮取三，去滓温服。小便利则愈。

柴胡桂枝干姜汤方

柴胡八　桂枝三　干姜二　栝蒌实四　黄芩三　牡蛎二
甘草二

上以水十二，煮取六，去滓，再煎取三，温服一，日
三服。初服微烦，复服汗出便愈。

恶寒条

柴胡加桂枝汤方

桂枝一〇半　黄芩一〇半　人参一〇半　甘草炙，一〇半
夏一〇半　芍药一〇半　大枣六　生姜一〇半　柴胡四

上以水七，煮取三，去滓，温服。

四逆加人参汤方

甘草二　干姜一　附子一　人参二

上以水五，煮取三，去滓，分温再服。

理中汤方

人参　甘草炙　白术　干姜以上各三

上用水八，煮取三，去渣温服一，日三服。

本方加减法：若脐上筑者，肾气动也，去白术加桂
四；吐多者，去术加生姜三；下多者，还用术；悸者，加

茯苓二；渴欲得水者，加术足前成四〇半；腹中痛者，加人参足前成四〇半；寒者，加干姜足前成四〇半；腹满者，去术加附子一。若服汤后，如食顷，饮热粥一碗许，微自温，勿揭去衣被。吐利止而身痛不休者，当消息和解其外，宜小剂桂枝汤和之。其吐利汗出，恶寒发热，手足厥冷，脉微欲绝，或吐利止，汗出而厥，四肢拘急，并用四逆汤，通脉四逆加猪胆汁①续治之。

理中丸方　即理中汤四味捣筛为末，蜜和丸，如鸡子黄大，以沸汤数合和一丸，研碎温服之，日三四、夜二服。腹中未热可加至三四丸。

桂枝去芍药加附子汤方

桂枝三　甘草炙，二　生姜三　大枣十二　附子炮，一

上以水七，煮取三，去渣温服。

大黄黄连泻心汤方

大黄二　黄连一

上二味，以麻沸汤②浸之，须臾绞去滓，分温再服。

附子泻心汤方

大黄二　黄连一　黄芩一　大附子炮去皮脐，另煮取汁，一

上四味，以麻沸汤二浸之，须臾绞去滓，纳附子汁，

---

① 汁：原作"汗"，据文义改。
② 麻沸汤：指滚开之沸水。

分温再服。

恶风条

甘草附子汤方

甘草炙,二　附子炮,二　白术二　桂枝四

上以水六,煮取三,去滓温服一,日三服。初服得微汗则解。能食,汗止复烦者,减半服。初服不可太多,宜六七分为始。

头痛条

连须葱白汤方

葱白连须用,半盏　生姜二

上以水二煮取一,分二次温服。不止宜服后方。

葛根葱白汤方

葛根半一　芍药半一　知母半一　川芎一　生姜一　葱白一

上以水三,煎一,热服。如无汗者,佐麻黄汤发之。

竹叶石膏汤方

竹叶二握　石膏八　半夏制,二　麦门冬去心,四　人参三　甘草二　粳米五

上以水十,煮取六,去滓,纳粳米,煮米熟汤成,去米温服一,日三服。

项强条

桂枝加栝蒌根汤方

桂枝三　芍药三　甘草二　生姜三　大枣十二　栝蒌根二

上以水九，煮取三，分温三服。取微汗，汗不出，食顷食热粥发之。

柴胡桂枝栝蒌实汤方

柴胡四　黄芩一〇半　人参一〇半　甘草炙，一　桂枝一〇半　芍药一〇半　栝蒌实一〇半　大枣六　生姜一〇半

上以水七，煮取三，去滓温服。

柴胡加龙骨汤方

柴胡四　黄芩一〇半　人参一〇半　甘草炙，一　半夏一〇半，制　龙骨一，绵裹

上以水七，煮取三，去渣温服。

身痛条

柴胡加龙骨牡蛎汤方①

半夏一〇半，制　大枣六　柴胡四　生姜一〇半　人参一〇半　龙骨一〇半　铅丹一〇半　桂枝一〇半　茯苓一〇半　牡蛎一〇半，煅　大黄二

---

① 柴胡加龙骨牡蛎汤方：赵刻本《伤寒论》"柴胡加龙骨牡蛎汤"组成中另有"黄芩一两半"。

上十一味，以水八，煮取四，纳大黄切如棋子大，更煮一二沸，去滓，温服一。

桂枝去桂加白术汤方

芍药三　生姜三　大枣十二　白术三　甘草炙，二

上以水七，煮取三，去滓，分温服一。

香薷六和汤方附

香薷二钱　砂仁　半夏制　杏仁去皮尖　人参　甘草炙，以上各五分　赤茯苓　藿香洗　白扁豆姜汁炒　厚朴姜汁炒木瓜以上各一钱　外加苏叶

生姜五片，红枣一枚，水二钟①，煎一钟，温服。

苍术人参白虎汤方即本方加用苍术二

正元散方附

麻黄去节　陈皮　大黄生用　甘草　干姜　肉桂　芍药附子　吴茱萸　半夏制

以上各等分，惟麻黄加一半，茱萸更减一半，同为末，每服一钱。姜三片，枣一枚，水一盏，煎七分，热服，以被盖覆取汗，切须候汗干方去之。如阴毒，不可用麻黄，免更出汗。

五积散方附

白芷　茯苓　半夏制　当归　川芎　甘草炙　肉桂

---

① 钟：古容量单位，春秋时齐国公室的公量，合六斛四斗。之后亦有合八斛及十斛之制。

芍药以上各三两　　枳壳麸炒　　麻黄去节　　陈皮去白，以上①六两

桔梗十二两　　厚朴姜炒　　干姜泡②，各四两　　苍术米泔浸去皮，

二十四两

　　每服四钱，水一钟，姜三片，葱白三根，煎七分，热服。

　　上系古方制为散者，今人作汤，用其分两多寡，当按古方酌配之。

正阳丹方_附

　　憨葱③四五根，陈蜂房四五个，烧存性，为细末，用葱捣和丸如弹子大，手心内握定，用手帕紧扎，须臾汗出，以绵被覆盖，如手心热甚，勿令解开。如服药，先服升麻汤五钱，连须葱三根，生姜五片，水二大盏，煎至一盏，去滓，温服。被覆取汗则愈。

自汗条

桂枝加白术茯苓甘草汤方

茯苓四　　桂枝三　　白术二　　甘草二

上以水六，煮取三，去滓，分温三服。

---

　　①　以上：此后当有一"各"字。

　　②　泡：疑作"炮"。

　　③　憨葱：藜芦的别名。明·李时珍《本草纲目·草六》："黑色曰黎，其芦有黑皮裹之，故名。根际似葱，俗名葱管藜芦是矣。北人谓之憨葱，南人谓之鹿葱。"

术附汤方

白术二　附子一，炮制　甘草一，炙　生姜一　大枣六

外按证加人参、香薷、扁豆等药。

上以水三，煮取一，去滓，分温三服。此术附汤一服觉身痹，半日许再服。三服都尽，其人如冒，勿怪，即是术附并走皮中，逐水气未得除故耳。

头汗条

茵陈汤方

茵陈蒿六　栀子十四　大黄二

上水十，先煮茵陈，减六，纳二味，煮取三，去滓，分温三服，小便利，如皂角汁。一宿腹减，黄从小便出也。

半夏茯苓汤方

半夏制，四　茯苓三　生姜八

上以水七，煮取一〇五，分温再服。

无汗条

黄芪建中汤方附

黄芪　桂枝各一钱半　白芍三钱　甘草一钱

上以水一大钟，姜五片，枣二枚，煎至八分，去滓，入饧糖①一大匙，再煎服。旧有微溏或带呕，不用饧。

---

① 饧（xíng 形）糖：麦芽糖。饧，糖块、面剂等变软。

不得汗条

犀角地黄汤方

芍药一　生地黄一〇半　丹皮二钱半　犀角锯,二钱半

上每服五钱,水一钟半,煎取一钟。有热如狂者,加黄芩一两,其人脉大来迟,腹不满,自言满者,为无热,不用黄芩。

甘草泻心汤方

甘草四　黄芩三　干姜三　半夏制,二　大枣十二　黄连一

上以水一,煮取六,去滓,再煎,取三,温服一,日三服。

不大便条

金液丹方①

☐

不得卧条

桂枝加厚朴杏子汤方

桂枝三　芍药三　甘草二　生姜三　大枣十二　厚朴二杏仁去皮尖,五十

上以水六,煮取三,去滓,分温服。

---

①　金液丹方:原书脱,方剂组成及用法缺如。

葛根解肌汤方

葛根一钱二分　柴胡一钱　甘草三分　黄芩一钱　芍药一钱　白芷八分　桔梗八分　羌活一钱　石膏一钱,煅

上水二钟,姜三片,枣二枚,煎一钟,热服。

小柴胡汤方加黄芩一、栀子一。

干姜附子汤方

干姜一　附子生用,一

上以水三,煮取一,去滓,顿服。

栀子豉汤方　桂枝去桂加蜀漆龙骨牡蛎

救逆汤方　又栀子豉汤以上见源部。

酸枣仁汤方附

枣仁炒　人参、茯神各一钱半　桂心五分　石膏煅,二钱半　知母　甘草各一钱

上生姜三片,水三,煎至一,去滓,临卧服。

加味温胆汤方附

半夏制,一钱半　枳实炒,一钱　陈皮一钱　甘草一钱　人参二钱半　茯神二钱　枣仁炒,一钱半　竹茹一丸　生姜三片

上水二钟,煎一钟,去滓,温服。

栀子乌梅汤方附

栀子　黄芩　甘草　人参　麦冬以上各一钱　柴胡二钱

乌梅二个　生姜三片　竹叶十四皮

上水二大钟，煎一，去滓温服。

朱砂安神丸方_附

朱砂另细研水飞，用一半为衣，二钱　黄连酒炒一钱半　甘草炙，五分　生地黄焙，一钱半　当归身酒洗，焙，一钱

上为细末，蒸面食白汤浸糊为丸，如绿豆大，朱砂为衣，阴干。每服三十丸，口中津液下，或灯心汤下。

渴条

桂枝去桂加人参汤方

芍药三　甘草炙，二　生姜三　大枣十二　人参一

上水七，煮取三，去滓温服。

黑奴丸方_{附渴甚系阳毒者}

麻黄去节，三　大黄二　釜底煤研细，一　黄芩一　芒硝一　灶突煤研细，一　梁上尘研，一　小麦奴一

上为末，炼蜜丸如梧子大，新汲水研下一丸，渴者与冷水饮之，须臾当寒，寒罢汗出便瘥。若无汗，再服一丸，须微利效。小麦奴，即小麦未熟时，丛中不成麦，捻之成黑勃是也。此药须是病人大渴倍常燥盛者，乃可与之，若不大渴者，服之反为祸耳。

酒蒸黄连丸方_附

黄连去须，十二两　好酒五斤

上将黄连以酒煮干，研为末，滴水丸如梧桐子大，每

服三五十丸，空心熟水送下。

六神通解散方

麻黄_{去节}　甘草　黄芩　石膏　滑石　苍术_制　川芎
羌活　细辛

上用姜枣豆豉同煎，热服，出汗中病即止。

谵语条

黄芪汤①_附

人参　生姜　黄芩　白茯苓　白术　白芍_{以上各一}　甘
草七

呕者加藿香、陈皮各五，甚者加干姜炮，一钱。
上水煎，量证加减多少用之。

调中丸方

人参　白术　茯苓　甘草　干姜_{以上各等分}

上为末，炼蜜丸，每两作十丸或五丸，每服一二丸。
水少许煎服。

理中丸方

即理中汤四味等分为末，炼蜜丸，每两作五丸，白汤
化下。

黑锡丹方_附

沉香　胡卢巴_{酒浸，炒}　附子_制　阳起石_{细研，水飞，以}

---

① 黄芪汤：方药组成中未见"黄芪"，方剂组成疑脱。

上各一两　肉桂五钱　破故纸　大茴香　肉豆蔻面包煨　木香　金铃子去皮核,以上各一两　硫黄　黑锡二味各一两

上用新铁铫①化硫锡结成砂子,地上出火毒,研令极细,合众药细末和匀,自朝至暮,以研至黑光色为度。酒糊丸如梧桐子大,阴干,入布袋内,擦令光莹。每用四十丸,空心盐汤或枣汤下,女人用艾枣汤下。

三白汤方倍加人参附

白术中　白茯苓中　白芍中　人参上　生姜三　大枣二

脉沉足冷者,加附子半枚

上水二钟,煎一钟,去滓温服。

发狂条

阳毒升麻汤方

升麻　犀角　射干　黄芩　人参　甘草各等分

上水煎服,食顷再服,温覆手足,出汗解。不解重作一剂。

大黄散方

大黄一〇半　桂心七〇半　甘草炙　芒硝　大腹皮　木通以上各一　桃仁去皮尖,二十一

上水煎服,以利为度。

---

① 铁铫(diào 吊):一种带柄有嘴的小锅,又叫药铫儿,用来研磨药物。

三黄汤方

黄连　黄芩　黄柏以上各等分

上水煎温服。

升麻葛根汤方

升麻三钱　葛根　白芍各二钱　甘草炙，一钱

上水二钟，煎一钟，顿服。外加大黄。

玉屏风散方

防风　黄芪各一两　白术二两　加熟附子五钱

上每服三钱，水二钟，姜三片，煎六分，温服。

循衣摸床条

升阳散火汤方

人参　当归　黄芩　柴胡　麦冬去心　芍药　白术土炒
陈皮　白茯神去木　甘草炙

上剉，姜枣同煎，热服。入金首饰煎。

呕吐条

赤茯苓汤方

赤茯苓　人参各一　半夏制　橘红　川芎　白术各五

上水煎，姜五片，温服。

黄连汤方

黄连三　甘草三　干姜三　桂枝三　人参二　半夏三
大枣十二

上以水十，煮取六，去滓温服一，日三服，夜二服。

往来寒热条

小柴胡汤加减法依古分两，可按其多寡酌今用之为钱为分。

若胸中烦而不呕者，去半夏、人参，加栝蒌实一枚；若渴者，去半夏，加人参合前成四两半、栝蒌根四两；若腹中痛者，去黄芩，加芍药三两；若胁下痞硬，去大枣，加牡蛎四两；若心下悸、小便不利者，去黄芩，加茯苓四两；若不渴，外有微热者，去人参，加桂三两，温覆取微汗愈；若咳者，去人参、大枣、生姜，加五味子半升、干姜二两。

胸胁满痛条

猪肤汤方

猪肤十六

上一味以水十，煮取五，去滓，加白蜜一、白粉五，熬香，温分六服。

结胸条

文 蛤 散

文蛤系海蛤，五　一味为散，以沸汤和服

小陷胸汤方二用

大陷胸汤方二用　见前。

白　散

桔梗　贝母各三　巴豆去皮，熬黑研如泥，一

上前二味为末，纳巴豆，更于白中杵之，以白饮和服。强壮人服五分，弱者减半，病在上，必吐，在下必利，如不利，进热粥一杯，如利过不止，进冷粥一杯。

枳实理中汤方查前理中汤本方加枳实二。

痞条

赤石脂禹余粮汤方

赤石脂十六　禹余粮十六
上以水六，煮取二，去滓三服。

旋覆代赭石汤方

旋覆花三　人参二　生姜五　代赭石一　大枣十二　甘草炙，三　半夏三

上以水十，煮取六，去滓，再煎取三，温服。日三服。

胁满痛条

小柴胡去半夏加人参一栝蒌根二汤方　小柴胡加芒硝一

汤方二方查本方加后味。

发黄条

麻黄连翘赤小豆汤方

麻黄二　赤小豆三　连翘二　杏仁去皮尖，四十　大枣十

二　生梓白皮十六　生姜二　甘草二

上以水十，先煮麻黄再沸，去上沫，纳诸药，煮取三，分温三服，半日服尽。

茵陈附子汤方

茵陈五钱　栀子五钱　附子一两，炮　甘草三钱

每服五钱，水一盏，煎六分，温服。

但欲寐条

葳蕤汤方

葛根　白芷　麻黄沸汤泡，去节　杏仁去皮尖　甘草炙，以上各半两　葳蕤七钱半　石膏　羌活各一两　川芎三钱　青木香一钱

上水六，煮取二，去渣，分温服，日三四服。

咽痛条

升麻鳖甲汤方

升麻二　当归　川椒炒去汗　甘草以上各一　鳖甲手指大一片　雄黄半一

上六味，以水四，煮取一，顿服之，取汗愈。

又升麻鳖甲汤去雄黄、川椒二味治阴毒咽痛。

下利条

陶氏回阳返本汤方

大附子制　干姜炮　人参　甘草炙　肉桂　麦冬　五味

子　陈皮　腊茶①

上剉剂，姜枣同煎，入蜜二匙，顿冷服之。

通脉四逆汤增损法

面赤色加葱；腹痛去葱加白芍；呕加生姜；咽痛加桔梗；利止脉不出加人参去桔梗。

三黄熟艾汤方

黄芩　黄连　黄柏　熟艾半鸡子大

上水煎温服。

薤白汤方

豆豉半合　薤白一握　山栀七枚

上水二升半，先煮栀子十沸，下鸡子白②，煎至二升，下豉煎取一升二合，温服。

赤石脂丸方

赤石脂　干姜炮，各一两　当归　黄连各二两

上为末，炼蜜③如梧子大，每服三十丸，米饮下，日三服。

平胃散加穿山甲方

厚朴去粗皮，姜汁炒，十六　苍术去黑皮，米泔浸，二十二

---

①　腊茶：茶的一种。以其汁泛乳色，与溶蜡相似，故亦称蜡茶。腊，取早春之义。

②　鸡子白：疑当作"薤白"。

③　蜜：其后当有一"丸"字。

陈皮去白，十六　甘草炙，十　加穿山甲炒，十

上为细末，姜枣煎汤，每调服二钱。

四逆加薤白汤方

即前薤白汤合四逆汤，如上法煎服。

气上冲心条

奔豚汤方

甘李根皮焙　干葛　川芎　当归　白芍　黄芩　甘草炙，以上各一钱五分　半夏制，二钱①

上水二钟，姜五片，煎至一钟，食前服。

烧裈散方

取妇人中裈近隐处，剪烧灰，以水和服方寸匕，日三服。小便利，阴头微肿则愈。妇人病取男子裈裆烧灰用。

李根汤方

半夏制　当归　白芍　生姜　茯苓　桂枝　黄芩　甘草　甘李根白皮以上各等分

理中安蛔散方

人参三钱　白术　白茯苓　干姜各一钱半　川椒十四粒　乌梅去核，三枚

上水二钟，煎七分服。

---

① 二钱：后原有"二钱"二字，疑衍。

厥条

五味子汤方

人参　麦冬去心　杏仁去皮尖　生姜　陈皮以上各二钱半
大枣二枚　五味子五钱

上水三钟，煎七分服。

阴毒条

升麻鳖甲汤去雄黄蜀椒方

升麻二　当归一　甘草一　鳖甲手指大一片　蜀椒一
雄黄五钱　此方去椒黄二味

上以水四煮取一，顿服，取汗愈。

退阴散方

川乌炮　干姜各等分

上为粗末，炒令转色放冷，再捣为细末，每服一钱。
水一盏，盐一捻，煎至半盏，去滓温服。

五胜散方

白术一两半　甘草　五味子　石膏以上各一两　干姜三
两半

上每用咀片五钱，水一盏，入盐少许同煎服，如冷气
相夹，入姜枣煎，或治阴毒病入艾叶少许煎。

白术散方

川乌炮, 去皮脐　桔梗　附子炮　白术　细辛各一两

干姜炮，五钱

上为末，白汤调下一钱。

回阳散方

附子炮制，去皮脐，二枚

上捣为细末，每服三钱，取生姜自然汁半盏，冷酒搅匀，共一盏，调服。更以冷清酒送下，相次①更进一服，良久脐下如火，遍身和暖为度。

返阴丹方

硫黄五两，另研　附子炮，去皮脐　干姜炮　桂心以上各半两　硝石另研　太阴玄精石另研，以上各二两

上用生铁铫，先铺玄精末一半，次铺硝石末一半，中间下硫黄末，又着硝石一半，盖硫黄，却以玄精石末盖上，用小盏合，着用三斤炭火，烧令得所，勿令烟出，细研似面，余三味捣罗为末，与前药同研，令匀软，饮和丸如桐子大，每服十五丸至二十丸，煎艾汤下，频服，汗出为度。病重则三十丸，甚效。

破阴丹方

硫黄　水银各一两　陈皮　青皮各五钱

上将硫黄先入铫子②内镕开，次下水银，用铁杖子打

---

① 相次：相继。

② 铫（diào 吊）子：煎药或烧水用的器具，形状像比较高的壶，口大有盖，旁边有柄，用沙土或金属制成。

匀，令无星，倾入黑茶盏，细研，入后二味，面糊丸如梧子大，每服三十丸，如烦躁，冷盐汤下，阴证艾汤下。

葱熨法

葱一大握，索缚如臂大，切去根及叶，惟存白，长二寸许，如大饼样，先以火煼[①]，一面令通热，勿令着火，乃以热面熨病人脐上连脐下，又以熨斗满贮火熨之，令葱饼中热气郁入肌肉。须臾作三四饼，一饼坏不可熨，又易一饼。良久，病人当苏，手足温，有汗即愈。更服四逆汤，以温其内。

又一法

酽醋[②]拌麸皮炒热，注布袋中，蒸熨之，比上法尤速。

涂脐膏方

附子　马蔺子[③]蛇床子　吴茱萸　肉桂各等分

上为细末，用白面一匙，药末一匙，生姜自然汁煨成膏，摊纸上，圆三寸许，贴脐下关元穴，自晚至晓，其火力可代灸百壮，腰痛亦可贴之。一法用丁香、荜拨、干姜、牡蛎烧灰，放手心中，以唾津调如泥，以手掩其阴，至暖汗出为度。

---

① 煼：疑作“燴”。燴，烤。

② 酽（yàn 宴）醋：浓醋。

③ 马蔺（lìn 吝）子：为鸢尾科植物马蔺的种子，性平味甘，具清热、利湿、止血、解毒之功。

四物神膏方_{外接法}

牡蛎煅粉　干姜炮　各一钱

上为细末，男病用女唾调，手内擦热，紧掩二肾子上得汗出愈。女病用男唾调，手内擦热，紧掩二乳上，得汗出愈。阴证大小便不通及诸寒证二便塞者，并宜此法，数日不通为急，非急者勿用。

温病条

麻黄石膏汤方

麻黄_{去节，三}　桂枝　甘草_{炙，各二}　杏仁_{去皮尖，七}　石膏_三　知母_二

上以水七，煎至三，去渣，分温服。

知母干葛汤方

知母　葳蕤各三钱　南星生　麻黄去根节　防风　杏仁去皮尖　羌活以上各二钱　甘草　黄芩　木香　升麻　人参　川芎以上各五钱　石膏六钱　干葛八钱

上㕮咀，每服五钱，水一盏半，煎至一盏，去滓服。

栝蒌根汤方

石膏　人参　干葛各二钱　栝蒌根三钱　防风　知母各一钱半　甘草一钱

上水二大钟，煎至一钟顿服。渣再煎。

藿香正气散方

大腹皮　白芷　茯苓　苏梗叶　藿香以上各三　厚朴炒

白术　陈皮去白　桔梗　半夏制，各二　甘草炙，一

　　上用姜三片，枣一枚，水煎热服。

芎芷香苏散方

　　紫苏叶二钱　香附三钱　陈皮三钱　甘草五分　川芎一钱
白芷一钱　细辛一钱

　　上加姜葱煎服。

人参败毒散方

　　羌活　独活　前胡　柴胡　川芎　枳壳　白茯苓　桔
梗以上各一两　甘草五钱　人参一两

　　上捣筛为末，每服三钱，姜汤沸汤皆可调服，如作咀
片煎，可酌按分两。

十神汤方

　　川芎　甘草　麻黄去节　紫苏　白芷　升麻　陈皮
香附　赤芍　干葛

　　上等分，每用一两，加姜葱煎，热服取汗。

解肌汤方

　　葛根一两　黄芩五钱　芍药五钱　麻黄七钱五分，去节
甘草二钱五分，炙　桂心二钱五分

　　上剉，如麻豆大，每服五钱。水一盏半，枣一枚，煮
取八分，去滓，日三服，三四日不解，重服发汗。

射干汤方

　　射干二两　半夏五两　杏仁去皮，三两　生姜四两　甘草

炙，二两　紫苑二两　肉桂二两　枳实炒，二两　当归二两
陈皮二两　独活二两　麻黄去节，二两

上剉如豆大，每服五钱，水煎，去滓温服。

半夏桂甘汤方

半夏制　甘草炙　桂心各等分

上㕮咀，每服四钱，水煎候冷，少少细呷①之。此病古方谓之肾伤寒，次用四逆汤。

金沸草散方

前胡三两　荆芥四两　半夏姜汁浸，一两　赤芍二两　细辛一两　甘草炙，一两　旋覆花三两

上捣罗为末，每服二钱，姜五片，枣一枚，煎汤调服。未效再服。

神效沃雪汤方

苍术制，刮去皮　干姜炮　甘草炙，以上各六　厚朴姜制
防风　白芍　干葛以上各四

上按分两酌用，水二，煎一，去滓，热服。

玄参升麻汤方

玄参　升麻　甘草炙，以上各等分
上水煎，去滓温服。

黑　膏　方

生地黄四两　淡豆豉半升

---

① 呷（xiā 虾）：小口饮。

上二味，以猪脂一斤，合煎之至浓汁，入雄黄五分，麝香一分，搅匀，如弹子大，白汤化下。

大青四物汤方

大青四　豆豉八　阿胶炒，一　甘草炙，一

上以水先煎三味，旋入胶再煎令烊，分三服。

疫条

粉草酒方

粉草五两，细切微炒

量病人能饮多少酒，取无灰酒[①]，研草去滓，温服。须臾大泻，毒亦随出，虽十分渴，不可饮水，若饮水难救。

柴胡石膏汤方

柴胡十五　黄芩三十七　石膏煅，十五　干葛十五　升麻二十五　赤芍十五　桑皮三十七　荆芥穗三十七

上水一钟，姜三片，豆豉十余粒同煎，去滓，热服，每服五钱。

人参羌活散方

羌活　独活　柴胡　人参　川芎　枳壳炒　甘草炙白茯苓以上各二两　前胡　桔梗　天麻酒炒　地骨皮以上各五钱

---

① 无灰酒：是不放石灰的酒。古人在酒内加石灰以防酒酸，但能聚痰，所以药用须无灰酒。

上为散，每服二钱，水一盏，入薄荷少许同煎，去滓
温服。

九味羌活汤方

羌活一钱　防风一钱五分　川芎一钱五分　白芷一钱　细
辛五分　黄芩一钱　苍术制，一钱　生地黄一钱　甘草三分

上加生姜葱白，水煎，热服取汗。

老君神明散方

白术一钱　桔梗二钱半　附子炮　细辛各一两　乌头炮，
四两

上五味，为粗末，绢袋盛带之，居闾里①皆却病，若
有疫，温酒服方寸匕。覆取汗，得汗则瘥。

圣散子方

草豆蔻十个，面裹煨，去皮　猪苓去皮　石菖蒲　茯苓
良姜　独活　附子炮　麻黄去节　厚朴姜炒　藁本　芍药
枳壳　柴胡　泽泻　细辛　防风　白术　藿香　半夏　吴
茱萸　苍术　甘草以上各五钱

上每服五钱，水一盏半，煎取八分，去滓，热服。渣
再煎，空心服之。

痉条

防风当归散方

防风　当归　川芎　地黄各一两

---

① 闾（lǘ驴）里：里巷，平民聚居之处。

上每服一两，水三煎二，温服。

附子散方

桂心三钱　附子炮，一两　白术一两　川芎三钱　独活
五钱

上水一盏，枣一枚，煎五分，去滓温服。

桂心白术汤方

白术　防风　甘草　桂心　川芎　附子以上各等分

上水二钟，生姜五片，枣二枚，同煎七分，去渣
温服。

附子防风散方

白术一两　防风　甘草　茯苓　附子　干姜以上各七钱
五分　柴胡　五味子各一两　桂心五钱

上每服三钱，用生姜四片，同煎，去滓温服。

八物白术散方

白术　茯苓　五味子各五钱　桂心三钱　麻黄去节，五钱
良姜一钱五分　羌活五钱　附子三钱

上每服四钱，水一大盏，姜五片，同煎至五分，去渣
温服。

湿条

麻黄杏仁甘草薏苡汤方

麻黄去节　薏苡仁各五钱　甘草炙，二钱半　杏仁去皮尖，
十个

上水三钟，煎一钟，去滓，分二服。

喘条

苏沉九宝汤方

桑白皮十　甘草三　大腹皮三　官桂三　麻黄五　薄荷
三　陈皮十　紫苏五　杏仁去皮尖，五　生姜三　乌梅半

上水二钟，煎八分，去滓，通口服。

短气条

人参益气汤方

人参　白茯苓　半夏炮　陈皮去白　白术土炒，以上各五
钱　麦冬去心　黄芪各一两　甘草炙，二钱半

上每用五钱，水一盏半，姜三片，枣二枚，同煎至八
分，食前温服。

诸烦条

栀子干姜汤方

栀子十四　干姜二

上以水三〇半，煮取一〇半，去滓，分二服，温进一
服，得吐止后服。

橘皮汤方

橘皮一　生姜二

上以水一〇半，煎七，去滓，分二服。稍热呷之，未
瘥再作服。

霹雳散方

附子一枚　烧灰存性为末，作一服，蜜水调下而愈。

小便数条

清心莲子饮方

人参八分　黄芩　麦冬去心　地骨皮　车前子　甘草炙，各一钱　石莲肉　白茯苓　黄芪蜜炙，各八分

上另用麦冬二十粒，水二盏，煎一盏，水中沉冷，空心温服。发热者，加柴胡一钱，薄荷三分。

补中益气汤方

人参一钱　白术土炒，一钱五分　黄芪蜜炙，一钱五分　当归身一钱　升麻五分　陈皮八分　甘草三分　柴胡五分

上水二盏，姜一片，枣一枚，同煎，取一钟温服。

发斑条

犀角玄参汤方

真犀角屑十　升麻五　射干　黄芩　人参以上各五　玄参十　甘草三

上水二煎一，去渣温服。

黄连解毒汤方

黄连三钱　黄芩　黄柏　栀子各二钱

上水二钟，煎一钟，去滓温服。

大青犀角汤方

大青五钱　犀角屑二钱半　栀子十枚　香豉一撮

上水二钟，煎一钟，去渣温服。

升君汤方

人参一钱　白术土炒，一钱五分　茯苓一钱　升麻三钱
葛根　白芍各二钱　甘草炙，一钱

上水三钟，煎八分，去滓温服。

三因加味羌活散方

羌活十　独活　柴胡　前胡　枳壳　桔梗　人参　茯
苓　川芎　白芍以上各五　升麻十　甘草三　生姜五片

上水三钟，煎至八分，去渣温服。若斑未透者，加紫
草茸钱半；脉虚者，倍加人参；胃弱食少者，加白术二
钱；大便自利者，亦加白术，去枳壳；斑出盛，或烦热，
或咽痛者，加荆芥、薄荷、牛蒡子、连翘各一钱五分；内
热口苦者，加黄芩、黄连各钱半；热甚舌燥烦渴者，加石
膏二钱、知母一钱；咳嗽者亦加之；痰热胸中烦闷，加栝
蒌钱半；斑毒盛出者，加玄参、犀角各一钱。

犀角消毒饮方

真犀角屑十　牛蒡子新瓦上炒研，五　荆芥穗五　防风五
甘草五

上水二煎一，去滓温服。若咽痛，加桔梗二钱、甘草
倍之、玄参二钱；内热者，加黄芩、黄连各一钱。

人参化斑汤方

人参五钱　石膏煅，五钱　葳蕤　知母　甘草各一钱

上剉，如麻豆大，每用五钱，水一盏半，入糯米一合，煎至八分，米熟为度，去渣温服。

葛根橘皮汤方

葛根　橘皮　杏仁去皮，炒　知母　黄芩　麻黄去节甘草炙，以上各一两

上每服五钱，水一钟半，煎一钟，去滓温服。

调中温胃汤方

苍术一钱半　陈皮　砂仁　藿香　白芍炒　甘草炙桔梗　半夏制　白芷　羌活　枳壳以上各一钱　川芎七分硫黄　桂枝各五分　生姜三片

上水二钟，煎一钟，去渣温服。

哕条

羌活附子散方

羌活　附子炮　茴香微炒，各半两　木香　干姜炮，各如枣大

上为细末，每服二钱，水一盏，盐少许，同煎一二十沸，热服，一服止。

三因橘皮竹茹汤方

陈皮四两　竹茹四两　人参一两　生姜三两　大枣三十

上以水十，煮取三，温服一，日五服。

半夏生姜汤方

生姜二两　半夏一两二钱半，制

上水二大钟，煎八分，去滓，分二服，温服。

橘皮干姜汤方

橘皮　通草　干姜炮　桂心　甘草炙，以上各二两　人参一两

上到如麻豆大，每服四钱，水一钟，煎六，去渣，温服。

匀气散方

川乌大者三枚，炮，去皮脐

上为细末，每服三钱，用黑豆二十一粒，砂糖少许，同泡汤调，乘热细细饮之。

良姜汤方

橘皮　良姜　桂枝　当归以上各一两　杏仁去皮尖，二十个　麻黄去节　甘草各五钱　槟榔三个，另为末

上水四盏，姜十片，枣三枚，同煎至二盏，去渣，下槟榔末，再煎三沸，顿服，未已再服。

肉豆蔻汤方

肉豆蔻去油，一个　石莲肉炒　茴香各一两　人参　丁香各五钱

上到细，水四盏，生姜十片，煎二盏，去渣，空心温服，分二服。

扁鹊丁香散方

丁香　柿蒂各一分　甘草　良姜各五分

上沸汤点乘热猛服。

急 救 方

香附　橘核炒，各五钱

上细剉，用酒半盏，先将药置银石器内炒，渐渐滴酒，炒药焦黄色，研细末，每用二钱，煎浓，细细呷之。

吐血条

茅花汤方

茅花一味，每用一大握。水一大钟，煎七分，不拘时分二服。如无花，以根代之。

动气条

防风白术牡蛎汤方

防风　牡蛎煅　白术炒，各等分

上为细末，每服二钱，以酒调下，米饮亦得，日进二三服。

大橘皮汤方

橘皮一两半　生姜一两　枣子八枚　甘草炙，五钱　人参一钱　竹茹一大团

上水三钟，煎取一钟，分三服。

防葵散方

防葵一两　木香　柴胡　黄芩以上各半两

上为细末，每服五钱，沸汤点服。

枳壳散方

枳壳麸炒　诃子　木香各五钱　赤茯苓　当归　三棱醋制，各一两

上为细末，每用五钱，沸汤点服。

前胡散方

前胡　赤茯苓　大腹皮　人参各五钱　木香　槟榔　大黄各三钱

上为细末，沸汤点服。

茯苓散方

赤茯苓一两　桂心　大腹皮　川茴香炮炒　良姜以上各五钱　槟榔三钱

上为细末，沸汤点服。

百合病条

百合知母汤方

百合七枚　知母三两

上先将水浸百合一宿，令白沫出，换井水二盏，煎至一盏，去滓，又将井水二盏，另煎知母，取一盏，去滓，和百合汁一盏同煎，取一盏半，分温再服。

滑石代赭汤方

百合七枚　滑石三两，捶搥碎绵裹　代赭石弹子大，碎，绵裹

上先将百合浸，换水煎，后用井水煎二石，汁和百合汁，如上服。

百合鸡子汤方

百合七枚　鸡子黄一枚

上将百合浸，换井水煎，如前法，入鸡子黄搅匀，再煎服。

百合地黄汤方

百合七枚　生地黄捣汁，一大白盏

上浸百合换水煎如前法，入地黄汁同煎，分温再服。中病勿服。大便当如黑漆。

百合散方

百合　栝蒌根各二两　牡蛎煅　麦门冬去心　栀子仁炒，各七钱半　甘草五钱

上每服五钱，水一盏，入生姜一钱二分，竹叶十四皮，煎至六分温服。

栝蒌牡蛎散方

栝蒌根　牡蛎煅，各等分

上为末，白饮调服方寸匕，日三服。

一味百合散方

百合一两，炒黄　为细末，每服二钱，米饮①下。

百合滑石散方

百合一两　滑石三两

上为末，米饮服方寸匕，日三服。微利止服，热自除。

狐惑条

治䘌桃仁汤方

生艾　桃仁去皮尖，炒　槐子各一两

上水二钟，煎一钟半，分三服。

黄连犀角汤方

黄连五钱　犀角一两　乌梅肉七个　没药二钱半

上水二大盏半，煎一盏半，分三服。

雄黄锐散方

雄黄研　当归焙，各七钱半　芦荟研　麝香研，各二钱半
槟榔五钱

上为末，面糊为丸，如梧子大，每服十五丸至二十丸，食前温粥饮下，日三服。

---

①　米饮：即米汤。

劳复条

枳实栀子汤方

枳实炒，三枚　栀子十四枚　豉一大白盏

上三味，以清浆水七，空煮取四，入枳实、栀子煮取二，下豉，更煮五六沸，去滓，温分再服。覆令微汗。

牡蛎泽泻汤方

牡蛎煅　泽泻　蜀漆　商陆　葶苈隔纸炒　海藻　栝蒌根各等分

上为末，每服一钱，米饮调下，小便利为度。此方惟粗人气壮者可用，清弱人勿与。

雌鸡牡蛎汤方

黄雌鸡一只，去净肠肚　牡蛎煅　麻黄根各二两　肉苁蓉酒浸一宿，刮去鳞甲，切

上先将鸡与麻黄根以水七大盏，煮取汁三大盏，去鸡、麻黄根，后下苁蓉、牡蛎，煎取一盏半，去滓，分三服。空心、午前、临卧作三次服。

牡蛎散方

牡蛎煅　桂心　鹿茸酥炙　白芍　龙骨煅，以上各一两甘草炙，五钱

上㕮咀，每用五钱，水一大盏，生姜一钱，枣三枚，煎至五分，食前温服。

鳖甲散方

鳖甲醋炙黄　附子炮，去皮脐　甘草炙　肉苁蓉酒浸，去皮，炙干　人参　黄芪　熟地　桃仁去皮尖　枳壳炒　杜仲炒　五味子　柴胡　牛膝以上各七钱半　牡蛎煅　苍术制，各一两

上㕮咀，每用五钱，水一大盏，生姜一片，枣三枚，煎至五分温服。

紫苑散方

紫苑洗　天冬　贝母炒微黄，各一两　生干地黄　桔梗各一两半　百合　知母各七钱半

上㕮咀，每用四钱，水一钟半，煎至六分，温服。

二沥汤方

竹沥　荆沥　梨汁各三合

上搅令匀，以绵滤过，分温四服，空心①，日晚各一服。

诃黎勒丸方

诃子去核，炮　人参各一两　白茯苓　当归焙　木香　白芷各七钱半　牡丹皮五钱

上捣罗为末，炼蜜和捣三五百杵，丸如梧子大，每服三十丸，食前米饮下，日再服。

---

① 空心：空腹。

燥肠丸方

附子炮，一枚　干姜一两　龙骨　吴茱萸　诃子去核　粟壳各五钱

上为细末，酒糊丸如梧子大，每服三十丸，温汤下，利止勿服。

黄连丸方

黄连炒，七钱半　乌梅肉焙，二两

上为细末，炼蜜入少蜡和捣五六百杵，丸如梧子大，每服二十丸，加至三十丸，空心，米饮下。

杜仲酒方

杜仲去粗皮，炒，二两　川独活五钱　附子炮制，去皮脐　牛膝各一两　仙灵脾七钱半

上细剉，用生绢袋盛，以好酒五斤，浸，密封，经七日后开，每取二三合服，日三服。

蚕蛾膏方

原蚕蛾半斤　糯米半升

上二味同炒，令米色焦，取起研为末，每用半两，米醋调如稀糊，入铫子内煎，搅令稠，乘热摊于蜡纸上，贴痛处，以帛缠缚，冷即易之。

十味温胆汤方

枳实麸炒　半夏制　白茯神　橘皮　人参以上各一钱半　麦冬去心　甘草五分　桔梗一钱　竹茹一钱　生姜三片　黄连

五分

上水二钟，枣二枚，煎至一钟，温服。

赤衣散方

室女月经布，近隐处者，烧灰，用白汤①下，日三服。

竹皮汤方

青竹皮刮取半盏　用水二钟，煎取七分，温服之。

参胡三白汤方

白术　白茯苓　白芍药各一钱半　人参一钱二分　半夏制，一钱　柴胡一钱五分　生姜三片　大枣二枚

上水二盏，煎至六分，温服。

人参养荣汤方

白芍炒，一钱半　人参　陈皮　黄芪蜜炙　桂心　当归　白术炒　甘草炙，各一钱　熟地七分半　北五味炒，七分半　远志去心，五分　茯苓七分半

上用姜一片，枣一枚，水一大钟，煎六分，温服。

蜡矾丸方

白矾　黄蜡各等分

先煅枯白矾成末，候烊化黄蜡，投矾末搅匀，趁热众手成丸，冷则坚硬不能丸。

① 白汤：白开水。

玄武膏方

大巴豆去壳膜　木鳖子去壳，各二两，净　黄丹四两，研细
真麻油十两　槐柳嫩枝各七寸长七条，剉碎

上将油浸前药二味一宿，慢火煎药黑色，去渣再熬，
药油浓敛，方入黄丹末，用槐柳枝不住手搅，候有微烟
起，提起药铫，将柳条点药，滴水成珠不散，方成膏。放
水内冷，出火毒，收入磁瓦器内摊贴。

总 书 目

I

本　草

III

淑景堂改订注释寒热温平药性赋